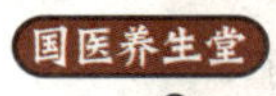

一用就灵

胃肠病对症食疗与按摩

孙呈祥◎编著

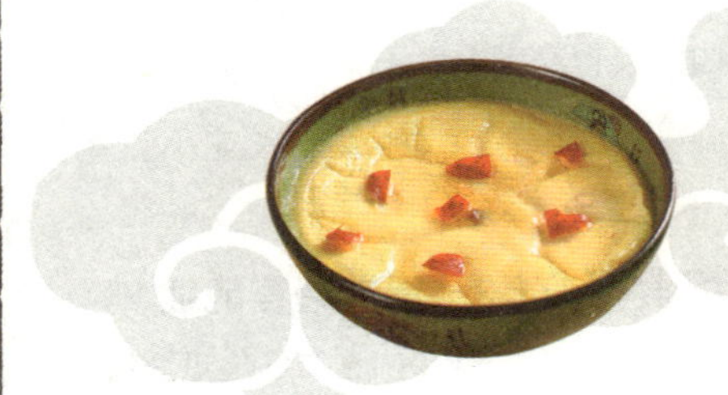

山西出版传媒集团
山西科学技术出版社

目录
contents

Part 01

胃肠病食疗宜忌

Part 02

专家推荐的对症食疗方

急性胃炎

慢性胃炎

胃痛

胃下垂

胃酸过少症

胃酸过多症

胃神经官能症

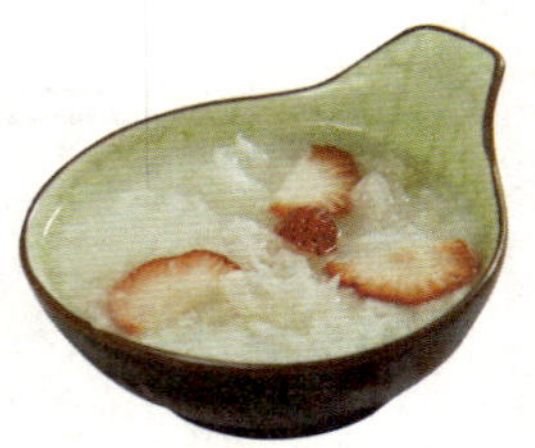

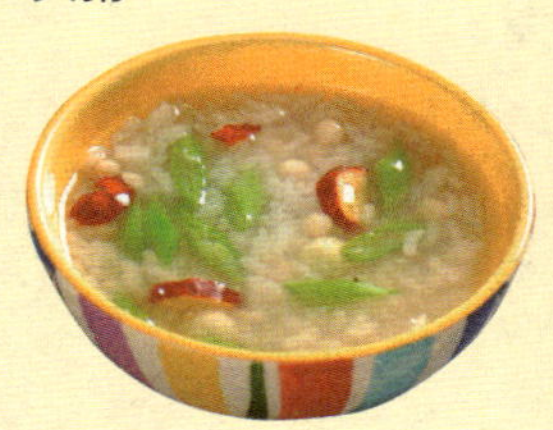

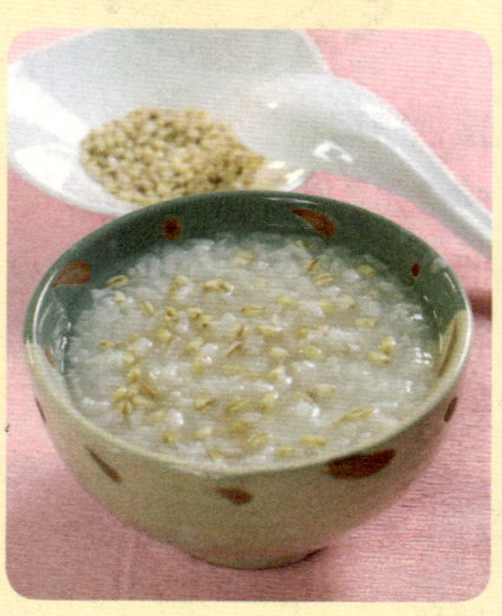

Part 04

胃肠病特效穴位按摩

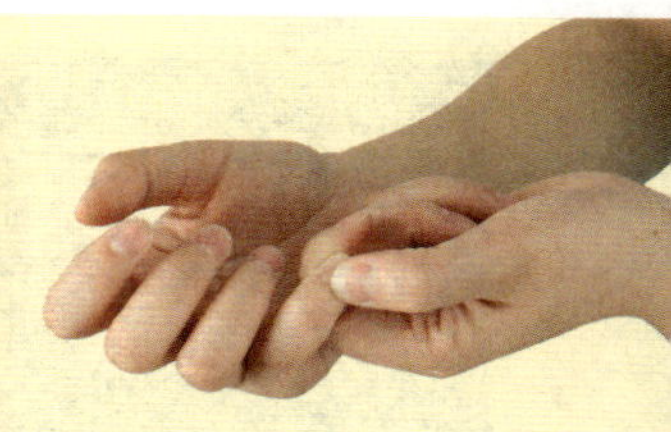

特别提示：在使用书中介绍的方法之前，必须到医院进行诊断，并在医生指导下使用。

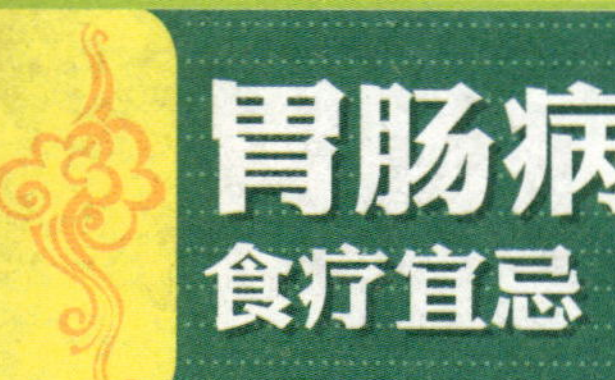

胃肠病食疗宜忌

胃肠病患者饮食调养原则

在民间流传着这样一种说法，即“药补不如食补”，同样在胃肠病的多种治疗方法中，饮食疗法也具有重要的意义，应注意结合患者的具体情况采取不同的饮食措施，只有这样才能使食疗达到最佳效果。具体饮食措施可遵循以下基本原则：

◆在制定饮食方案前，应注意了解患者对某些食物和药物有无过敏史，以避免患者发生过敏。

◆应注意根据病情的发展阶段来制定饮食方案，为患者提供足够的热量、优质蛋白质等人体必需的营养素。

◆为增加患者的食欲，加强胃肠消化功能，可采用适宜的烹调方法烹制色香味俱佳的饭菜，同时制作的食物种类要多样化。为了保护胃肠病患者的消化道黏膜免受损害，在制作食物时还应注意改善食物的质地形态，减少摄取质地坚硬的食物。

◆一天中的饮食应注意少量多餐，但每日餐次的安排还应依据食物的特性和患者的具体病情来制定，如流质饮食为每天6～7餐，半流质饮食每日5～6餐，软食每日4～5餐，正常饮食每日3～4餐。

◆平时应做到合理配餐、清淡饮食、均衡营养、能量充足、饮食有节，养成良好的饮食习惯。

◆平时应多了解胃肠病的相关医学及营养知识，以指导自己进行科学饮食。

胃肠病患者可多吃的食物

◆**多吃富含纤维素的食物** 如甘蓝，可提高胃黏膜的抵抗力，促使溃疡加速愈合；芹菜可刺激大肠，增加其蠕动速度，并促进排便。

◆**多吃富含锌的食物** 可防治厌食症，利于症状的缓解。鲱鱼、黄豆、鸡蛋黄、动物肝脏、芝麻、羊肉、鸡肉、燕麦、全面粉、玉米、核桃等均含有丰富的锌。

◆**多吃富含镁的食物** 可防止维生素 B_6 缺乏，避免引起消化不良、食欲不振等症。海带、葵花子、杏仁、黄豆、燕麦、糙米、香蕉、菠菜、鱼肉等均含有丰富的镁。

◆**多吃粗粮、杂粮类食物这些食物** 富含纤维素、B 族维生素，可预防腹胀、便秘、阑尾炎和结肠癌等症。

◆**多吃易于消化、清淡且营养丰富的食物** 如米粥、细面条、软米饭、豆浆、菜叶、蜂蜜、麦片等，以减轻肠胃的负担，有利于症状的缓解。

◆**多喝牛奶及热水** 牛奶可以形成一层胃的保护膜，有利于症状的缓解。最好每天早上起床后先喝一杯牛奶再吃东西。多喝热水，可起到暖胃的效果。注意豆奶为寒性，不能取代牛奶。

◆**多吃养胃食物** 馒头、木瓜等均可养胃，对病情的缓解十分有利。但对于胃酸较多的人，不要吃太多木瓜。

◆**多吃补血食物** 慢性胃炎患者常有食欲不振、饭后上腹部感觉饱胀等消化不良的表现。可多吃些补血的食物，如动物内脏、有色新鲜蔬菜等。

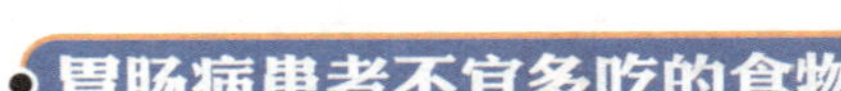

胃肠病患者不宜多吃的食物

◆**少吃春笋等含较多粗纤维的食物** 春笋等食物含有较多的粗纤维素，对于胃肠病患者来说，都可能是致病因素，易引发胃出血，导致肝病加重。

◆**少吃温保性水果** 胃肠病患者夏季不宜多吃榴莲、芒果、荔枝、龙眼、菠萝蜜等温保性水果，否则易引发内热、发烧、生疮等症。

◆**少吃刺激性食物** 烟、酒、咖啡、浓茶、碳酸性饮品（汽水）、酸辣等刺激性食物都易损伤肠胃，使病情加重。

◆**少吃冷饮及生冷食物** 肠胃喜燥恶寒，胃肠病患者应少吃或忌吃绿豆沙、冰激凌等冷饮，以免加重病情。

◆**忌饮酒吸烟** 烟酒对胃的危害很大。烟草中的尼古丁对胃有刺激作用，易使胃炎、胃溃疡等症病情加重。酒中所含的乙醇也会刺激胃黏膜，使其出现较强的收缩、扩张等运动，极易造成胃出血或胃溃疡部位的穿孔，严重时可危及生命。

◆**少吃油腻食物** 油炸物、汉堡、薯条等油腻食物易使患者出现胀闷或疼痛加重。

◆**少吃胀气食物** 胃肠病患者应少吃含高淀粉的豆类、红薯、萝卜、土豆、芋头、南瓜、板栗等胀气食物，否则会改变肠蠕动，产生多量的硫化氢、氨气，储积在肠道中，使病情加重。

胃肠病患者不可不知的调养常识

◆冬季吃火锅易引发严重胃肠病。火锅中过辣的食物，可加重胃肠病患者的症状。

◆烹调时尽量少放植物油。

◆注意饮食卫生。多吃新鲜的食物。食物不宜储存过久，剩饭剩菜易被细菌污染，所以隔夜菜尽量少吃或不吃。生吃瓜果时应先洗净再削皮。做凉拌菜时，菜一定要洗净。用来切熟食的刀和砧板，要与切生肉、生菜的刀和砧板分开使用。

◆按时吃饭，勿暴饮暴食。一日三餐要定时定量。否则易造成胃的蠕动功能紊乱，使胃壁内的神经丛功能亢进，促进胃液的分泌，从而引发胃炎或胃溃疡等症。

◆宜少吃多餐。若还没到正餐时间，可补充适量食物，但不宜过多过饱，一般进食七八分饱即可。过饱会使胃膨胀逆顶心脏，过饱后血液集中到胃部消化食物，易引发心绞痛、心肌梗死等症。

◆食物要粗细搭配、易于消化，以软、松为主，不要多吃比较韧性、爽口的食物。尤其是晚餐，宜进食稀粥、面条等带汤食物。

◆注意营养调配。除了蛋白、糖、脂肪三大营养素外，老年人更应注意钙、锌、硒等微量元素和维生素的补充。

◆吃饭时一定要细嚼慢咽，使食物在口腔内得到充分的磨切，并与唾液混合，从而减轻胃的负担，使食物更易消化。

◆要注意防止热能过剩。胃肠病患者应注意摄入过多热量，保持适宜体重，以免使其转化成脂肪堆积在体内，使病情加重。

◆病情严重时，应禁饮水，使胃肠得到充分休息。待腹痛减轻后可酌情饮食。

◆急性胃肠病发作时最好用清流质饮食，如米汤、杏仁茶、清汤、淡茶水、藕粉羹、薄面汤、去核红枣汤等，应以咸食为主。待病情缓解后，可吃少渣半流食。

◆早餐不可省。若长期不进食早餐易使胃液缺乏食物中和，从而导致肠胃不适，引发胃肠疾病。

◆睡前不可进食。睡前进食会增加胃的负担，还有可能使某些症状恶化。所以尽量不要在睡前 3 小时内进食。

胃肠病患者四季饮食原则与宜忌

春季饮食原则

应多吃富含维生素的食物，因为维生素有抗病毒作用，而春季是细菌、病毒等微生物开始繁殖的季节，容易使人感染疾病。

春季可多吃以下富含维生素的食物：

维生素种类	代表食物	保健功效
维生素C	小白菜、油菜、菠菜、辣椒、柑橘、红枣	可抗病毒
维生素A	黄绿色蔬菜，如南瓜、胡萝卜	使呼吸道绒毛和呼吸器官上皮细胞的功能得到保护和增强，并抵抗致病菌的侵袭
维生素E	豆类、蛋黄	提高机体免疫力，增强抗病能力

春季饮食三宜

❶早餐喝酸奶以增加肠道益菌。酸奶中含有丰富的能量、蛋白质和乳酸菌，早餐时适当饮用不仅能增强机体抵抗力，还能调整肠道菌群。

❷初春时可适当多吃葱。葱除了含有丰富的营养素外，还含有挥发油，而挥发油中所含的植物杀菌素能够抑制导致腹泻和痢疾的细菌，如痢疾杆菌和真菌等。

❸可适当多吃香椿。香椿中不仅含有丰富的蛋白质、氨基酸、维生素 C，能够为人体提供充足的营养，还含有一种特殊的香味，能够促进食欲。

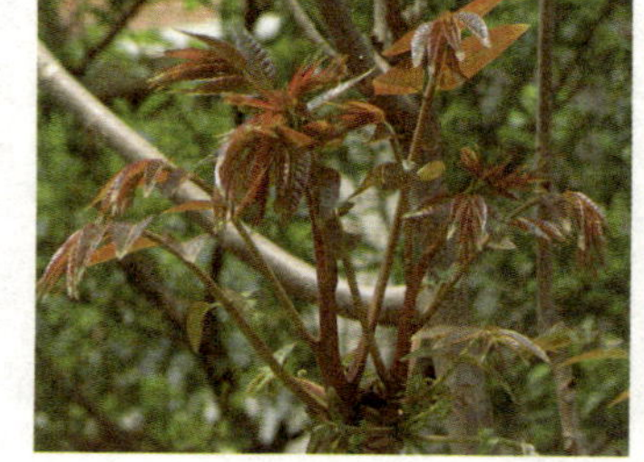

夏季饮食五宜

❶宜适当多喝富含乳酸菌的酸奶。酸奶中的乳酸菌能够增强肠道内的有益菌，增强机体的抵抗力，减少肠燥，改善便秘。但注意不要空腹喝，可在饭后2小时内饮用，这样食疗效果会更佳。

❷宜适当多吃酸味食物。酸味食物能够生津解渴、健胃消食，从而预防和改善因夏季流汗过多而导致的耗气伤阴。酸味食物有柠檬、葡萄、山楂、草莓、番茄等。

❸食用海鲜时应注意卫生。烹制海产品时应煮透烧熟，不要吃生的，或者是半生不熟的，以免海产品中的菌丛未被完全杀死而导致胃肠疾病的发生。同时还应注意海产品要现吃现做，并将熟透的海产品放入消过毒的容器内，未吃完的海产品在下次吃时应注意充分加热。

❹适当多吃富含水分的蔬菜。含水分丰富的蔬菜能够弥补夏季因天气炎热大量流汗而导致的津液流失，尤其是属冷凉性的瓜类蔬菜，不仅能除暑湿、解毒凉血，更能帮助人体排毒。

❺可适当多吃醋。醋能够促进消化液分泌，提高胃液浓度，帮助消化和吸收食物，提高食欲。可改善夏季因唾液和胃液分泌减少所致的食欲下降，改善因胃酸浓度降低而导致的消化功能减弱。

夏季饮食禁忌须知

夏季之所以易患胃肠道疾病，是因为夏季暑热偏盛致使胃肠功能减弱。夏季饮食应注意以下禁忌事项：

◆避免食用不洁食物，如未洗净的生菜瓜果、变味的食物、生水等，以减少胃肠病的发生。

◆夏季胃肠功能弱，应避免吃生冷食物，以免胃肠痉挛而导致腹痛、腹泻。

◆不要过量食用苦味食物，因为苦味助心气，而制肺气，多吃对肺脏不利。

◆湿热、辛辣的食物易助热生火，多吃可导致体内阳热过盛，引发热毒同时还会致使机体元气不足，耗液伤津。因此，应避免多吃。

▶秋季饮食三宜

❶初秋应清淡饮食。在初秋季节，应减少食用多脂、重味及辛辣上火的食物，而应多吃清淡质软、易于消化的食物，如新鲜的蔬菜瓜果、稀粥、清凉饮料等。

❷适当多吃玉米。玉米富含膳食纤维，适当多吃可促进肠道蠕动、促进排便，从而起到排除体内的废物及毒素，抑制肠癌发生的作用。

❸饭前宜适当吃些水果。饭后立即吃水果，会被先期到达的食物阻滞在胃内，致使水果不能正常地在胃内消化，在胃内时间过长，从而引起腹胀、腹泻或便秘等症状。因此，应在饭前食用水果。

▶秋季饮食禁忌须知

❶忌食煎炸油腻食物。由于秋季气候比较干燥，而煎炸油腻食物会使体内积热加重，同时此类食物难以消化吸收，易积于胃肠道内，从而减弱脾胃肠功能。因此，秋季应忌食此类食物。

❷少吃或不吃月饼。尤其是消化道溃疡患者，因为月饼中的糖类、脂质等会刺激胃肠分泌大量胃酸，导致胃肠黏膜受到损伤，不利于溃疡的愈合，甚至还会导致胃出血、胃穿孔等。

❸胃肠病患者不宜吃花生。因为花生含有50%的油脂，具有润肠导泻作用，慢性肠炎、痢疾、消化不良者多吃会加重腹泻症状；且花生不易消化，在胃肠内容易摩擦溃疡面而导致出血，加重病情。

冬季饮食五宜

❶应适当多吃健脾养胃的食物。可多吃具生津止渴清热作用的生藕，以及具健脾开胃益血作用的熟藕，同时还可适当多吃具有健脾养胃作用，被称为“补胃之王”的板栗等食物。

❷应适当多吃温胃食物。冬季是胃炎、胃肠神经官能症、胃溃疡等疾病的高发期，为避风寒可适当多吃温胃食物，如姜、红枣等。

❸应适当多吃菌类食物。由于冬季缺少蔬菜和水果，可选择营养丰富的菌类食品来代替，如蘑菇、香菇、银耳等。

❹应适当多吃大白菜。大白菜清香爽口，多吃可养胃护肠，是胃肠病患者冬季不错的选择。

❺应选对时机滋补肠胃。一般来说，冬季是慢性胃肠病补养的好时机，但对于慢性胃肠病所致的慢性腹泻者应选在“三九”（冬至开始延续27天）前后补益。

冬季饮食禁忌须知

❶应避免吃寒性食物。冬季气候寒冷，脾胃功能减弱，如果再吃寒性食物，会使脾胃阳气受损而导致胃肠不适。

❷吃完羊肉后应避免立即喝茶。羊肉中富含蛋白质，而茶叶中富含鞣酸，茶水中的鞣酸与羊肉中的蛋白质结合后会减弱肠蠕动，减少大便中的水分，从而导致便秘。

❸吃涮羊肉时不要太嫩。由于羊肉中可能存在旋毛虫病，羊肉如果煮得时间不够，会残存此细菌，因此羊肉一定要煮熟吃。

❹吃火锅时应避免使用铜质火锅。铜质火锅在使用过程中易产生具有强烈腐蚀性的硫酸铜，对胃肠道黏膜具有很强的刺激性，从而导致充血、红肿、刺痛、局部溃疡、恶心呕吐，甚至还会出现脱水、休克等症状。冬季吃火锅要避免过烫，应将捞出的食物放入碗中等待变温后再吃，以免食物过烫而导致消化道溃疡。

专家推荐的对症食疗方

急性胃炎

急性胃炎是指因不同因素的刺激，导致胃充血、水肿、黏液分泌增多，或有糜烂、出血等一系列胃黏膜炎症性病变。一般3～5天即可恢复正常，但也有可能因迁延不愈而导致病程较长。症状较轻时仅有腹痛、恶心、呕吐、消化不良；严重者可有呕血、黑便，失水、中毒及休克等。

▶鸡蓉芋泥羹

材料 鸡脯肉100克，芋头400克，蛋清2个，火腿蓉25克。

调料 盐、味精、胡椒粉、水淀粉、香油各适量。

做法

1. 鸡肉去筋剁成蓉，与蛋清、盐、味精、水淀粉调匀成糊状。
2. 芋头去皮，洗净，切成片，上笼蒸烂，压成芋泥。
3. 锅内加水，再下芋泥、盐、味精，用勺搅匀后，将鸡蓉糊慢慢倒入，再搅匀，烧开后盛入汤盆，淋上香油，撒上火腿蓉、胡椒粉即可。

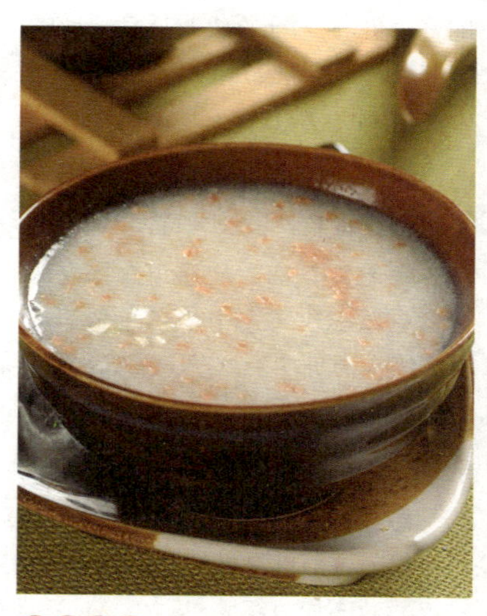

祛病功效 鸡肉对营养不良、畏寒怕冷、乏力疲劳、胃炎、贫血、虚弱等有很好的食疗作用。

生姜粥

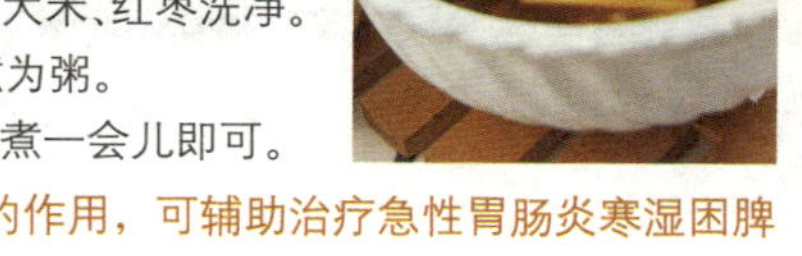

材料 鲜生姜10克，大米50克，红枣5颗。

调料 红糖适量。

做法

1. 鲜生姜洗净，切成薄片或细粒，大米、红枣洗净。
2. 鲜生姜、大米、红枣加水同煮为粥。
3. 待粥将成时放入适量红糖，稍煮一会儿即可。

祛病功效 本粥具有温中化湿的作用，可辅助治疗急性胃肠炎寒湿困脾证。趁热饮服。

韭菜粥

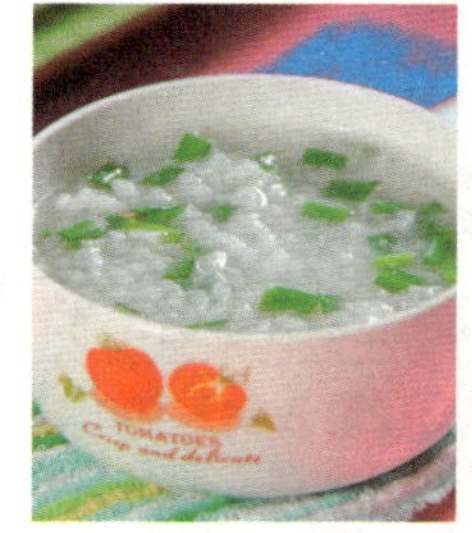

材料 粳米100克，韭菜250克。

做法

1. 韭菜择洗干净，切小段；粳米淘洗干净，用清水浸泡 30 分钟。
2. 粳米放入锅内，加适量水大火煮沸，转小火煮至米粒开花；加入韭菜段稍煮即可。

祛病功效 韭菜富含维生素 A、B 族维生素、维生素 C 和糖类及蛋白质，且有调味杀菌等作用。本品适用于脾肾阳虚所致的上吐下泻。

核桃羹

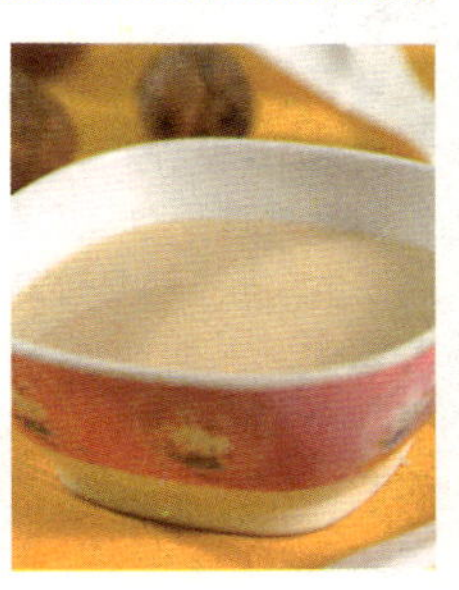

材料 核桃仁250克。

调料 白糖适量。

做法

1. 核桃仁洗净，放在温水中浸泡 5 分钟后备用。
2. 核桃仁用搅拌机打碎，用纱布过滤，使核桃末流入锅中，加白糖和清水，煮至水沸即可。

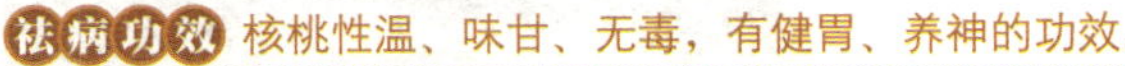

祛病功效 核桃性温、味甘、无毒，有健胃、养神的功效。

专家推荐的对症食疗方

慢性胃炎

慢性胃炎是由于胃黏膜长期受到刺激、饮食习惯不良、饮食不节制、饮食无规律、暴饮暴食、过饥过饱、食物咀嚼不充分、烟酒过度、常吃刺激性食物、食用过冷过热的食物等所致。由于所发部位和病理变化不同，临床症状轻重不一，慢性胃炎一般有食欲减退、上腹部不适或隐痛、嗳气、反酸、恶心、呕吐等症状，有的患者则无临床症状。

▶豆腐紫菜鲫鱼汤

材料 豆腐片100克，紫菜15克，鲫鱼1条，太子参12克，姜片适量。

调料 植物油、盐各适量。

做法

1. 紫菜、太子参洗净，用清水浸泡20分钟。
2. 鲫鱼处理干净，放入油锅，将鲫鱼稍煎至两面微黄，盛出。
3. 锅中倒入适量水，放入太子参煲20分钟，再加入豆腐片、紫菜、鲫鱼、姜片，大火煮约12分钟，加盐调味即可。

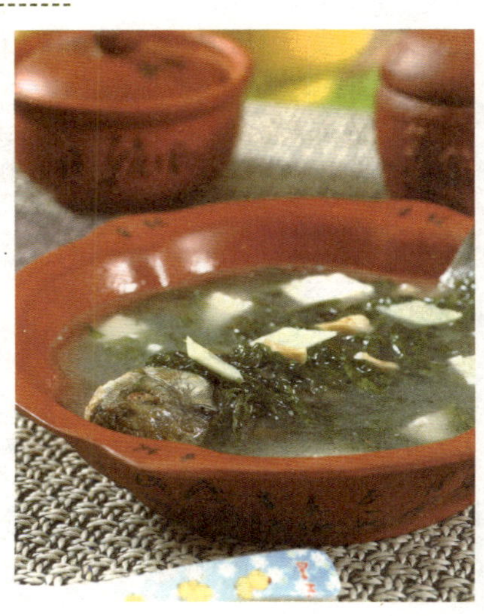

鸡蓉土豆泥

材料 鸡脯肉100克，土豆2个。

调料 植物油、盐各适量

做法

1. 土豆去皮，洗净，切块，上锅蒸熟，压成泥；鸡脯肉切成末，加盐稍腌。
2. 锅内放少许油，烧热后下鸡肉末煸炒。放入土豆泥和少许水、盐，炒至水干后即可。

祛病功效 土豆有和胃、调中、健脾、益气的作用，对胃溃疡、慢性胃炎、习惯性便秘有治疗功效。土豆所含的纤维素细嫩，对胃肠黏膜无刺激作用，有解痛或减少胃酸分泌的作用。常食土豆已成为防治胃癌的辅助疗法。

银耳草莓粥

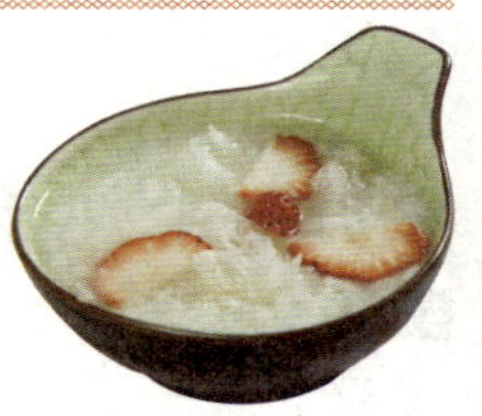

材料 干银耳10克，大米50克，草莓30克。

调料 糖桂花、冰糖各适量。

做法

1. 大米洗净；银耳泡发，去掉根部，洗净，切小片；草莓洗净，去蒂。
2. 锅置火上，倒入适量水烧开，放入大米煮开，放入银耳转小火熬至熟，加入冰糖、草莓煮至冰糖溶化，加糖桂花即可。

祛病功效 银耳性平，味甘、淡、无毒。具有润肺生津、滋阴养胃的功效，特别对慢性胃炎疗效极佳。

金须瘦肉汤

材料 玉米须90克，天花粉30克，猪瘦肉100克，葱花适量。

调料 植物油、盐、味精各适量。

做法

1. 将猪瘦肉洗净，切块备用。
2. 用清水炖猪瘦肉，将熟时加入玉米须、盐、味精、植物油及天花粉，小火煮成汤，撒上葱花即可。

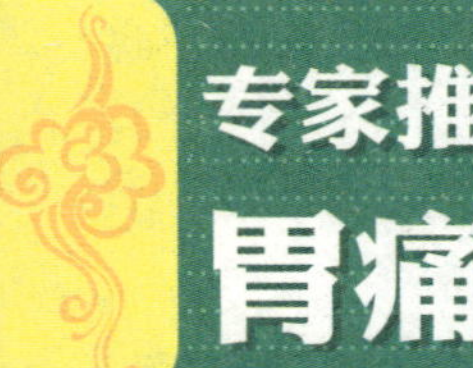

专家推荐的对症食疗方

胃痛

胃痛是临床上常见的一个症状，多见急慢性胃炎，胃、十二指肠溃疡病，胃神经官能症。也见于胃黏膜脱垂、胃下垂、胰腺炎、胆囊炎及胆石症等病。导致胃痛的原因有很多，包括工作过度紧张、食无定时、吃饱后马上工作或做运动、饮酒过多、吃辣过度、经常进食难消化的食物等。

▶胡萝卜炖牛肉

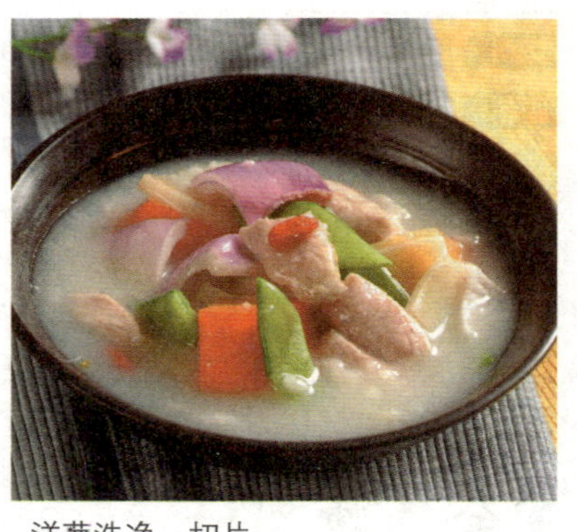

材料 牛肉500克，奶油50毫升，胡萝卜2根，土豆3个，洋葱2个，嫩豆荚50克，枸杞子30克，面粉适量。

调料 胡椒粉、盐各适量。

做法

1. 将牛肉洗净，切成块；胡萝卜洗净，切成小块；土豆洗净，去皮，切片；豆荚洗净，切成段；洋葱洗净，切片。

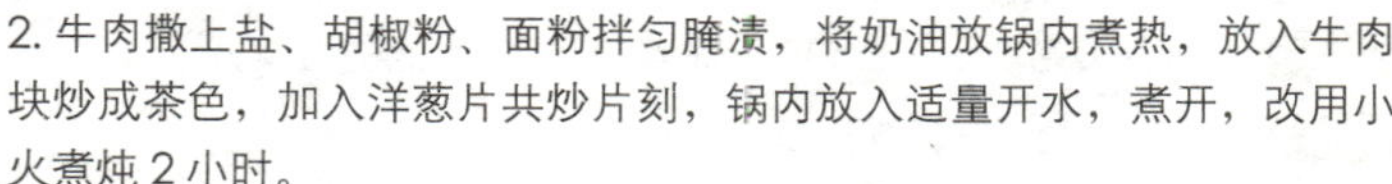

2. 牛肉撒上盐、胡椒粉、面粉拌匀腌渍，将奶油放锅内煮热，放入牛肉块炒成茶色，加入洋葱片共炒片刻，锅内放入适量开水，煮开，改用小火煮炖 2 小时。
3. 在炖煮的过程中依次加入胡萝卜、土豆、豆荚和洋葱，最后加盐调味即可。

祛病功效 胡萝卜性味甘平，中国医学认为它“下气补中，利脾膈，润肠胃，安五脏，有健食之效”。

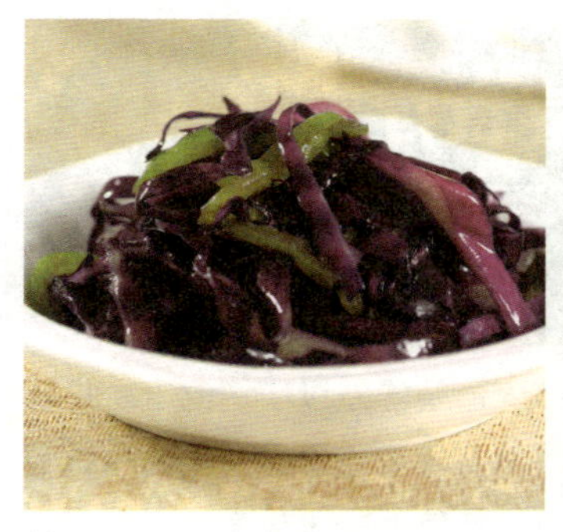

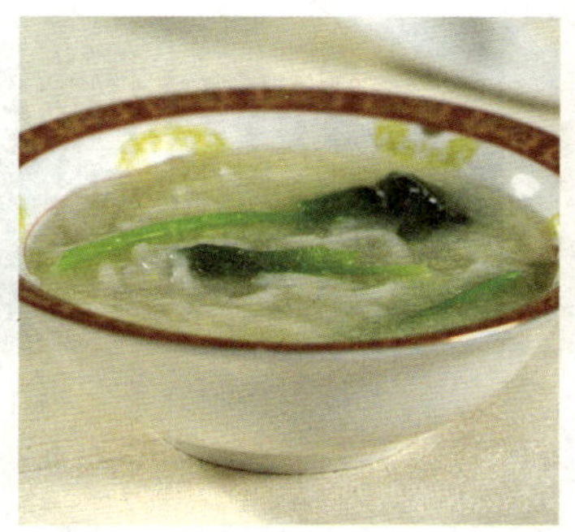

清炒紫甘蓝

材料 紫甘蓝300克，青椒1个。

调料 盐、味精、植物油各适量。

做法

1. 甘蓝洗净，切丝；青椒洗净，去蒂、子，切丝。
2. 锅内倒植物油烧热，下紫甘蓝丝煸炒透，加青椒丝略炒，用盐、味精调味即可。

祛病功效 紫甘蓝中所含的维生素 K_1 及维生素 U，不仅能抗胃部溃疡、保护并修复胃黏膜组织，还可以保持胃部细胞活跃旺盛。

玉米面菠菜面条粥

材料 玉米面80克，面条50克，菠菜100克。

调料 盐适量。

做法

1. 菠菜择洗净，入沸水锅中焯水，捞出，沥干，切段。
2. 锅内加水烧沸，加入玉米面，再开锅后下面条，煮熟后再加菠菜，用盐调味即可。

祛病功效 菠菜可促进胃和胰腺分泌，增进食欲，促进消化，改善因消化不良所致的胃痛。

专家推荐的对症食疗方

胃下垂

一般以胃小弯弧线最低点下降至髂嵴连线以下，或十二指肠球部向左偏移时，称为胃下垂。轻度下垂者一般无症状，下垂明显者会出现腹胀及上腹不适、持续性的腹部隐痛，常于餐后发生恶心、呕吐、便秘等，还可伴有眩晕心悸、失眠等症状。本病瘦高体型的人多见。

参芪清蒸羊肉

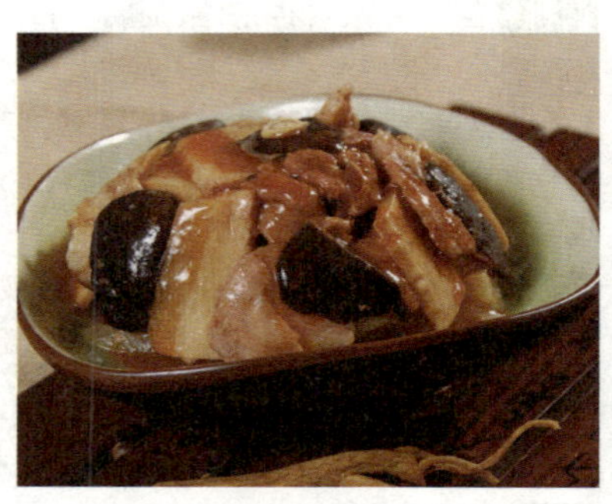

材料：熟羊肋条肉500克，水发香菇1朵，水发玉兰片3片，党参、黄芪各15克。

调料：葱段、姜片、花椒、盐、鸡精、胡椒粉、清汤、鸡汤各适量。

做法：

1. 党参、黄芪放入砂锅中，用清水煮 2 次，将药液煮至剩 30 毫升，去渣，取药液；羊肉洗净，切成片；水发香菇、水发玉兰片分别洗净备用。
2. 取一只大碗，依次将玉兰片、香菇、羊肉整齐地码在上面，加入葱段、姜片、花椒、盐、鸡精、胡椒粉、鸡汤、参芪药液，用盘扣住，大火上笼蒸 30 分钟取出。
3. 揭去盘子，余汁倒入锅内，加入清汤，撇去浮沫，浇在羊肉上即可。

祛病功效 本品温中益气，健脾利湿。适用于脾胃虚弱、食少、久泻、胃下垂等症的辅助治疗。

黄芪山药粥

材料 黄芪30克，山药60克，薏米100克。

做法

1. 黄芪洗净，切片，加水煎汁，去渣取汁 500 毫升；山药洗净，切片。
2. 将薏米放入黄芪汁中煮至粥将熟时，放入山药，继续煮至粥熟即可。

祛病功效 黄芪为补气要药，李时珍称其为“补药之长”，尤其善于益气升阳，治疗各种脏器下垂。可供早、晚餐温热服食。黄芪甘温，益气健脾，生血摄血，气虚无热者宜食，若属阴虚火旺不宜食用。

山药红枣粥

材料 鲜山药、粳米各100克，红枣10颗。

调料 白糖适量。

做法

1. 将鲜山药去皮，洗净，切片；粳米淘洗干净；红枣洗净，去核。
2. 将粳米放入锅中，添加适量清水，大火煮沸后加入山药片、红枣，再次煮沸后转小火煮至米烂粥稠。
3. 加适量白糖搅匀调味。

祛病功效 粳米可补胃气，充胃津；山药可补中益气而养胃阴。脾胃得补，则中气健旺，下垂的脏器即可恢复。早晚温服。

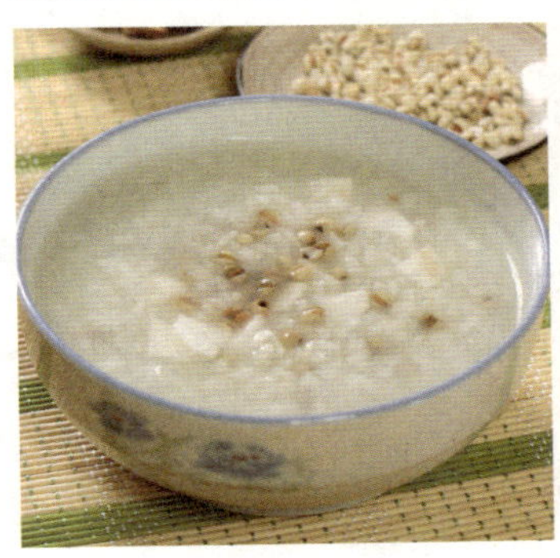

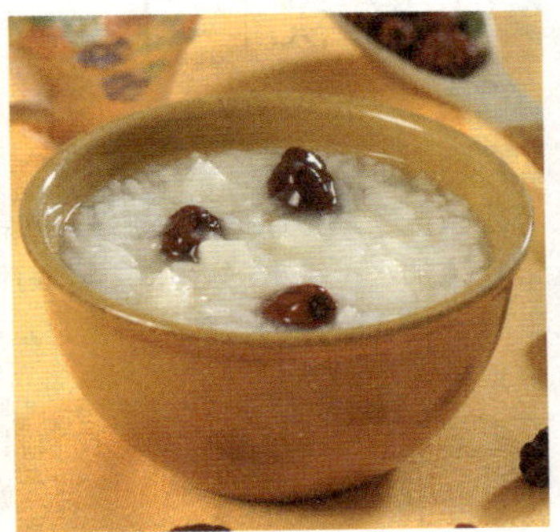

专家推荐的对症食疗方

胃酸过少症

胃酸主要是指由胃黏膜壁细胞分泌的盐酸，一般胃液的分泌盐酸是有一定量的，胃酸过少就是胃中缺少盐酸，也就是胃液分泌不足，从而导致胃无力负起消化与防腐制酵的工作，间接地削弱了肠的消毒能力，因此容易患胃肠疾病。

▶姜汁蜜

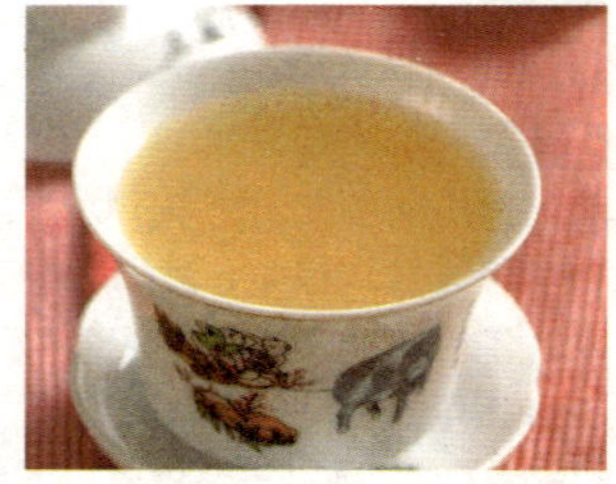

材料 生姜10克。

调料 蜂蜜30克。

做法

1. 将生姜洗净，捣烂备用。
2. 将生姜用纱布绞汁，加入蜂蜜搅匀服用。

祛病功效 生姜能刺激胃液分泌、帮助消化，还有健胃的功能。

▶山楂桃仁汁

材料 鲜山楂1000克，桃仁60克，蜂蜜250克。

做法

1. 山楂洗净，用刀拍碎，同桃仁共入锅中，加800毫升水，煎15分钟，取汁。
2. 余渣加水再煮15分钟，去渣取汁与第一次煎的汁混合。
3. 将汁盛入瓷盆内，加入蜂蜜，加盖，隔水煎1小时，关火，冷却，装瓶取用即可。

祛病功效 山楂味酸、甘，性微温。可促进胃酸分泌、开胃消食、化滞消积。用于肉食滞积、腹胀痞满、瘀阻腹痛、肠风下血等。

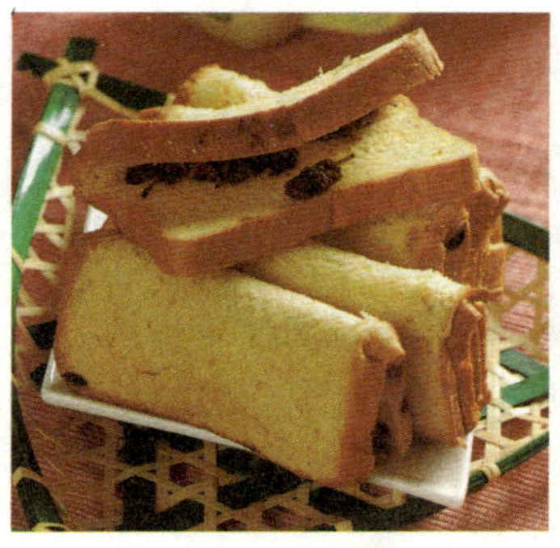

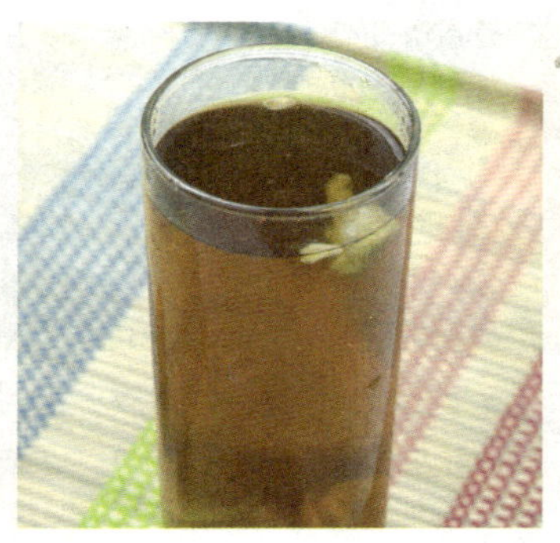

桑葚三明治

材料 面包片适量，桑葚罐头1瓶。

做法

1. 将桑葚罐头打开，盛出 3 ～ 4 粒桑葚粒放在面包上备用。
2. 再舀几勺桑葚汁，均匀地浇在面包片上，将面包片对折即可食用。

祛病功效 本品温中益气，健脾利湿。适用于脾胃虚弱、食少、久泻、胃下垂等症的辅助治疗。

金橘柠檬茶

材料 红茶包1个，金橘5颗，柠檬1/2个。

调料 蜂蜜适量。

做法

1. 将红茶包用沸水冲泡，盖上盖焖 10 分钟；柠檬洗净，去皮，榨汁；金橘洗净，对半切开。
2. 取出红茶包，将金橘挤出汁液滴入茶中，而且挤过的金橘也放在红茶里。
3. 把蜂蜜与榨好的柠檬汁调入红茶中搅拌均匀即可。

祛病功效 柠檬是世界上最有药用价值的水果之一，它富含维生素 C、柠檬酸、苹果酸、高量钾元素和低量钠元素等，对人体十分有益。柠檬还能促进胃中蛋白分解酶的分泌，增加胃肠蠕动。

专家推荐的对症食疗方

胃酸过多症

胃酸过多指的是胃液分泌过多，胃液中的胃酸浓度偏高，从而发生吞酸、反胃、吐酸、胃消化不良、打嗝及胸口灼痛等症状。导致胃酸分泌过多的原因可能是由于吃肉过多、情绪、神经紧张、消化性溃疡、胆囊炎，或是血液中氯的新陈代谢失常所引起。

▶海带排骨黄豆汤

材料 海带结、猪排骨、黄豆、姜丝各适量。

调料 盐、味精各适量。

做法

1. 将海带结和黄豆洗净，用清水浸泡30分钟后，捞出沥水；排骨入沸水锅，稍焯烫后捞出，冲净浮沫备用。
2. 将排骨置于锅内，加清水煮沸后将海带结、黄豆、姜丝放入，再次煮沸。
3. 转成小火，加盐调味，继续煮20分钟，加味精调味即可。

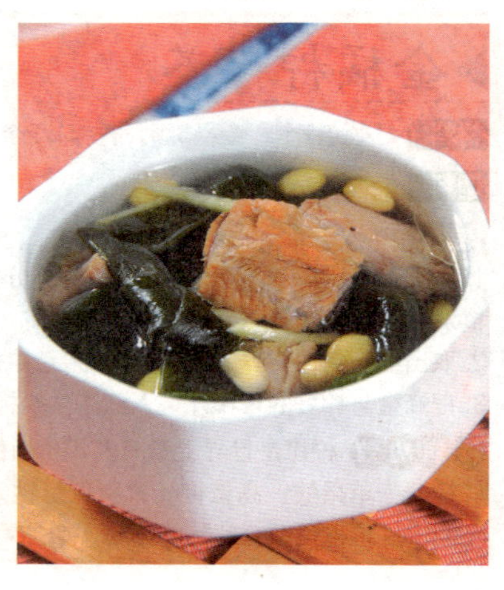

祛病功效 海带含有大量的不饱和脂肪酸和食物纤维，能清除附着在血管壁上的胆固醇，调顺肠胃。

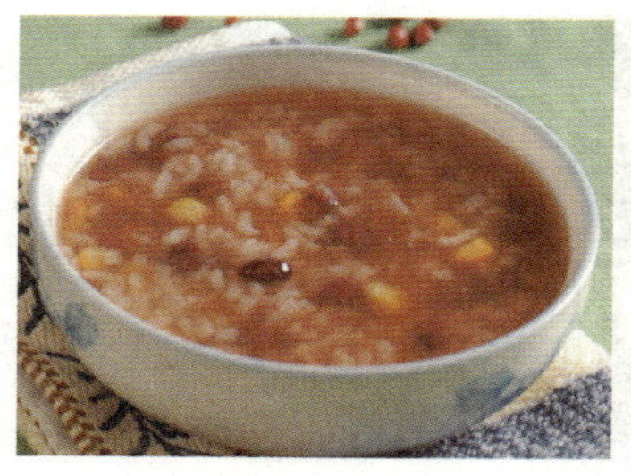

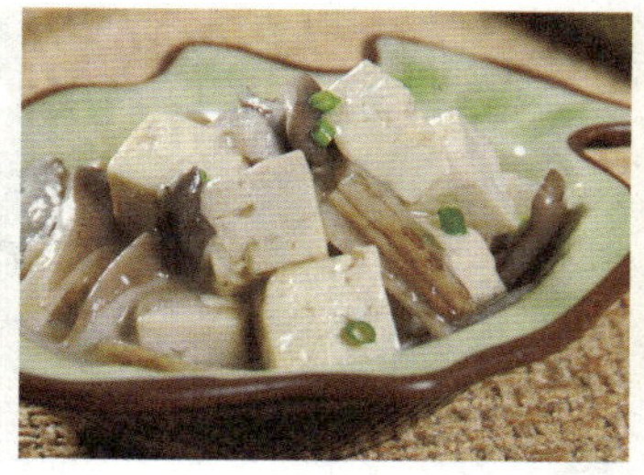

玉米红小豆粥

材料 鲜玉米粒40克，红小豆、大米各25克。

调料 盐适量。

做法

1. 红小豆、大米分别洗净，用水浸泡 30 分钟；玉米粒洗净。
2. 砂锅内倒入适量水，将红小豆、玉米粒、大米一起放入，大火煮 5 分钟，改小火煮烂熟，加入盐调味即可。

祛病功效 玉米味甘，性平。用于脾胃不健，食欲不振，饮食减少；水湿停滞，小便不利或水肿。与红小豆配伍，有健胃消食及清暑的作用，用于脾胃不健，消化不良，饮食减少或腹泻，兼有暑热者尤为适宜。

山药烧豆腐

材料 鲜蘑菇250克，新鲜山药50克，豆腐500克。

调料 植物油、盐各适量。

做法

1. 蘑菇洗净，切成片；山药去皮，洗净，切成片；豆腐洗净，切成块。
2. 炒锅放油烧热，放入山药、蘑菇翻炒片刻，加入适量清水、盐稍炒。
3. 加入豆腐，烧至熟透即可。

祛病功效 山药含有淀粉酶、多酚氧化酶等物质，有利于脾胃消化吸收功能，是一味平补脾胃的药食两用之品。不论脾阳亏或胃阴虚，皆可食用。临床上常用治脾胃虚弱、食少体倦、泄泻等病症。

专家推荐的对症食疗方

胃神经官能症

胃神经官能症是由胃肠运动和分泌功能紊乱所致，一般并不伴有器质性病变。其症状表现为恶心、呕吐、厌食、胃部反酸等，同时还会表现出神经官能症的症状，如头晕、头疼、全身乏力、失眠、盗汗等。多见于青壮年，以女性居多。其病因主要是精神因素，如紧张、焦虑、饥饿等。

二冬丝瓜豆腐

材料：天门冬、麦门冬各10克，嫩丝瓜、嫩豆腐各100克，葱花适量。

调料：植物油、酱油、白糖、高汤、味精、盐、水淀粉各适量。

做法：

1. 将丝瓜刮去外皮，洗净，切菱形刀块。

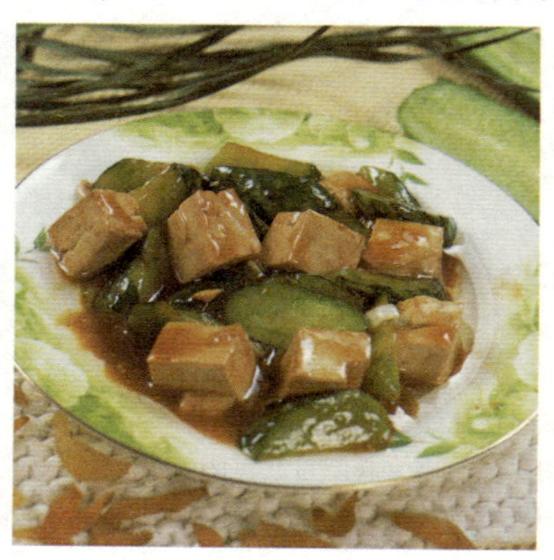

2. 豆腐洗净，切块，入沸水中煮约1分钟捞起。
3. 将天门冬和麦门冬加水小火煎约30分钟，浓缩成50毫升汁液。
4. 炒锅倒油烧热后倒入丝瓜炒至发软，加入高汤、葱花、白糖、酱油、盐，烧沸后倒入豆腐，小火焖5分钟后，加入味精、二冬浓缩汁，用水淀粉勾芡，略煮即可。

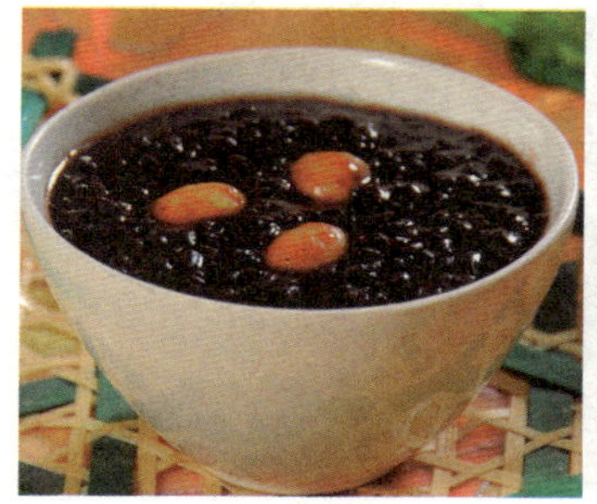

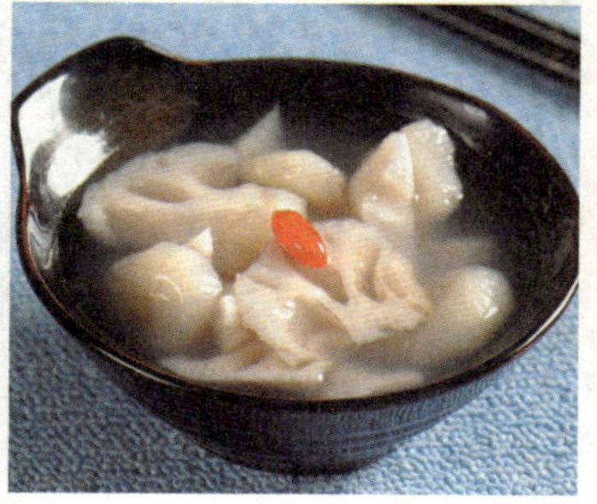

栗糯米粥

材料 生栗子200克，红糯米300克。

调料 红糖适量。

做法

1. 红糯米淘洗干净，用水浸泡 4 小时左右；生栗洗净。
2. 锅置火上，将生栗子放入蒸锅中，隔水蒸熟，冷却后去壳取肉。
3. 净锅置火上，放入泡好红糯米，加适量清水，大火煮沸后转小火熬煮至粥黏稠；加入栗子，再熬煮 20 分钟，加红糖调味即可。

祛病功效 糯米营养丰富，为温补强壮食品，具有补中益气，健脾养胃，止虚汗之功效，对食欲不佳、胃神经官能症、腹胀腹泻有一定缓解作用。

荸荠冰糖藕羹

材料 莲藕200克，荸荠250克。

调料 冰糖适量。

做法

1. 莲藕洗净，去皮，切小块；荸荠洗净，去皮。
2. 砂锅加适量水，将藕、荸荠一同放入锅内小火煮炖 20 分钟，加入冰糖再炖 10 分钟，起锅即可。

祛病功效 莲藕维生素含量高、纤维含量低，生吃莲藕有清润的功效；本品可清热利湿，健脾开胃。

专家推荐的对症食疗方

胃痉挛

胃痉挛是由胃壁平滑肌强烈收缩，发生痉挛，使腔内压增高而引起的，是胃运动功能失调的一种表现，发作时腹痛难忍，严重时可发生恶心、呕吐、腹泻等症。导致胃痉挛的原因主要有暴饮暴食、过食冷饮、运动量过于剧烈或者过大、游泳或者洗澡时水温过低等因素所致。

▶番茄土豆汤

材料 番茄100克，土豆150克，芹菜50克。

调料 植物油、醋、盐、鸡精、香油、胡椒粉、高汤各适量。

做法

1. 番茄洗净，切小块；土豆去皮，洗净，切薄片；芹菜留叶一起洗净，入沸水中稍焯，捞出沥水，切段。
2. 将番茄块、芹菜段入热油锅中翻炒出香味，倒入高汤煮沸，加入土豆片煮至熟软，放入适量醋、盐、鸡精、胡椒粉调味，淋入香油搅匀即可。

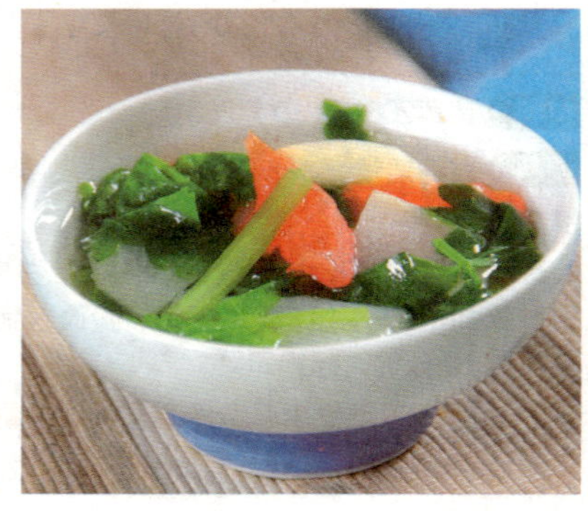

祛病功效 番茄味甘、酸，性凉，微寒。入肝、胃、肺经。具有生津止渴，健胃消食，清热解毒，补血养血和增进食欲的功效。

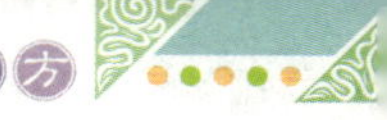

玉米粥

材料 玉米碎150克，山药70克。

调料 白糖适量。

做法

1. 玉米碎淘洗净，用清水浸泡 30 分钟。
2. 锅中放入玉米碎及适量清水，大火煮沸后，转小火熬成粥。
3. 山药去皮，洗净，切成丁，放入粥内同煮至熟软，加白糖调匀即可。

祛病功效 玉米中的维生素 B_6、烟酸等成分，可补益脾胃，刺激胃肠蠕动，对缓解胃痉挛有一定的作用。

菠菜拌胡萝卜

材料 菠菜150克，胡萝卜100克，葱花适量。

调料 盐、鸡精、香油各适量。

做法

1. 菠菜、胡萝卜分别洗净，焯烫后捞出，晾凉；菠菜切段；胡萝卜切丝。
2. 取盘，放入菠菜段和胡萝卜丝，用盐、鸡精、葱花和香油调味，拌匀即可。

祛病功效 菠菜含有大量的植物粗纤维，具有促进肠道蠕动的作用，利于排便，且能促进胰腺分泌，帮助消化。

猕猴桃汁

材料 猕猴桃3个，黄瓜1/2根。

调料 蜂蜜。

做法

1. 黄瓜洗净，去皮，切成丁；猕猴桃用勺挖出肉，放入碗中。
2. 将黄瓜丁与猕猴桃肉一起放入榨汁机中，加入凉开水榨汁，加入蜂蜜调匀即可。

祛病功效 猕猴桃中富含维生素 C，胃液中保持正常的维生素 C 的含量，能有效发挥胃的功能，保护胃部和增强胃的抗病能力。

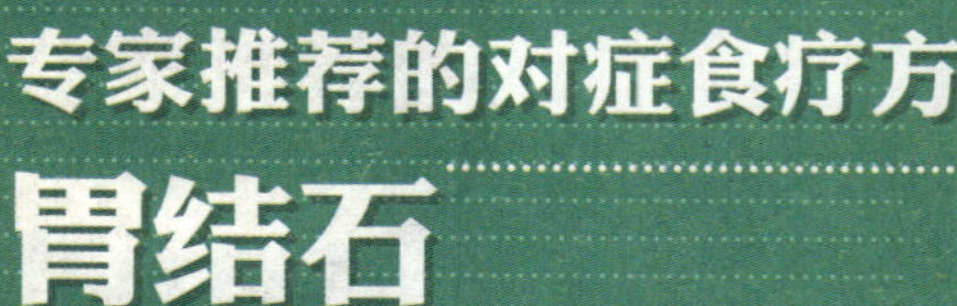

专家推荐的对症食疗方

胃结石

胃结石是由于食入的某种动植物成分、毛发或某些矿物质在胃内不被消化，凝结成块而形成的。其症状主要表现为上腹不适、胀满、恶心或有疼痛感，有些人还会出现食欲不振、消化不良、上腹部胀、钝痛、反酸、胃灼热等慢性胃炎的症状，甚至在还会在上腹部触及活动的质硬包块，或者合并胃溃疡。

▶土豆莲藕汁

材料 土豆200克，莲藕100克。

调料 蜂蜜15克。

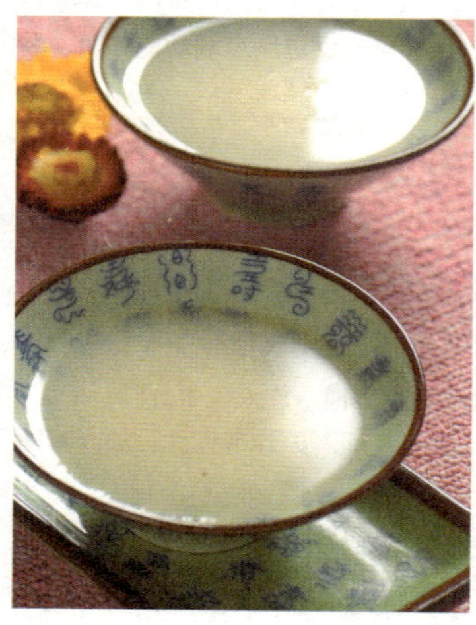

做法

1. 土豆洗净，去皮，莲藕洗净，均切成小块备用。
2. 将土豆与莲藕一同下入沸水锅内煮熟，放入搅拌机中搅成糊状，将土豆莲藕汁倒入杯中，加入冰块和凉开水搅匀，放入蜂蜜调味即可。

祛病功效 莲藕中含有大量的维生素C和膳食纤维；土豆中的营养素齐全，且易被人体消化吸收。本品可帮助胃肠排除结石。

▶首乌炖猪肝

材料 鲜猪肝500克，何首乌50克，葱段、姜丝、蒜末各适量。

调料 盐、料酒各适量。

做法

1. 将何首乌洗净，切片，放入砂锅内，加水 500 毫升，用慢火熬成汤汁备用。
2. 将猪肝洗净，入沸水略焯后捞出，下入熬好的汤汁中，加入葱段、姜丝、蒜末、盐、料酒，小火炖 20 分钟即可。

祛病功效 猪肝性味、甘、苦、温，益胃、养肝、生津。

▶韭黄拌腰丝

材料 猪腰1个，韭黄200克，甜椒1个。

调料 酱油、香油、盐、白糖、味精、醋各适量。

做法

1. 将猪腰洗净，平刀剖成两半，去腰臊，切成丝，放入沸水中煮熟捞起，用冷开水冷透沥干。
2. 韭黄洗净，切成段；甜椒去蒂、子，洗净，切成丝。
3. 将腰丝放入盆里，加韭黄、甜椒丝、酱油、盐、白糖、醋、味精、香油混合拌匀，装入盘里即可。

祛病功效 猪腰能滋胃润燥、益气生津，特别适宜患胃结石者食用。

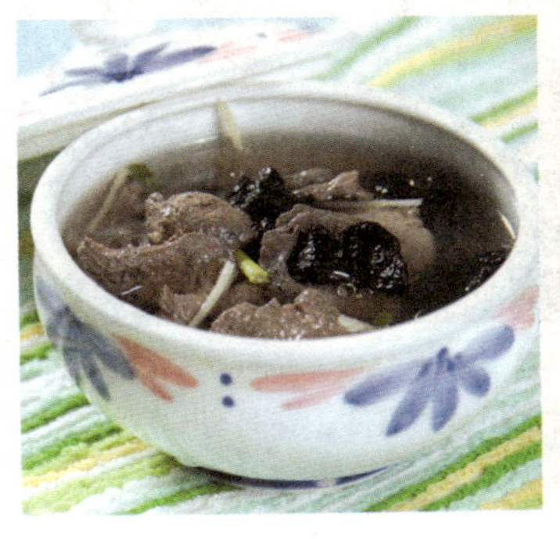

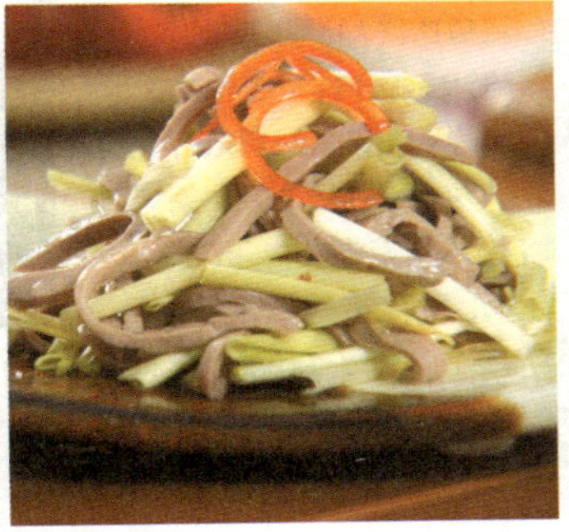

专家推荐的对症食疗方

胃癌

胃癌是一种恶性肿瘤，早期常无明显症状，或者仅有上腹不适，且无规律性，进食后不能缓解。往往会被患者忽视，当出现上腹痛、腹泻、恶心、呕吐、吞咽困难、食欲不振等症状时，也会误以为是消化不良、胃炎或溃疡病。等到出现体重减轻或贫血、吐血、解黑便等病症时，常常已经到了晚期。因此，应经常做体检，对胃部不适给予足够重视。

▶红枣炖兔肉

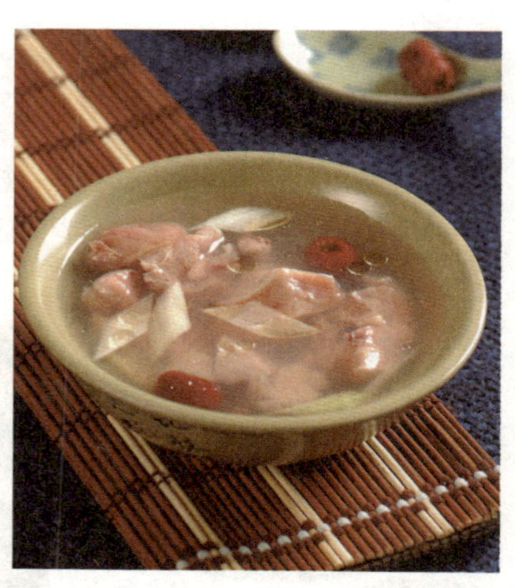

材料 红枣20克，兔肉500克，姜、葱各适量。

调料 盐、黄酒、胡椒粉各适量。

做法

1. 将兔肉洗净，切块，加黄酒、盐腌渍20分钟；姜洗净，切成姜片；葱洗净，切成葱花。
2. 红枣放锅底，放入兔肉，加姜片、葱花、胡椒粉及少许水，炖煮至熟烂即可。

祛病功效 本品有滋阴补中、益气健脾、养血补血、护肤美容的功效。兔肉与红枣同食治疗虚弱，兔肉与胡椒同食治胃寒，并具有一定抗癌防癌作用。

黑米桂花粥

材料 黑米50克，红小豆、莲子、花生仁各30克。

调料 桂花、冰糖各适量。

做法

1. 黑米淘洗干净，浸泡 4 小时；红小豆洗净，浸泡 3 小时；莲子洗净，浸泡 30 分钟；花生仁洗净，泡涨备用。
2. 锅置火上，倒入适量清水烧沸，放入黑米、莲子、红小豆，大火煮沸后换小火煮 1 小时；加入花生仁，继续煮 30 分钟。
3. 加入桂花、冰糖拌匀，煮至冰糖化开即可。

祛病功效 适用于因胃癌所致的消化不良、食欲不振等症。

木瓜猪肉炖花生

材料 大木瓜1个（750克左右），花生仁100克，猪骨250克，红枣4枚，姜适量。

调料 盐适量。

做法

1. 红枣去核，洗净；木瓜挖去心，洗净；猪骨洗净，斩段；姜洗净，切片备用。
2. 将红枣与花生仁、猪骨、姜片、盐、500 毫升水放入锅中，用小火煲 1 小时，放入去心的木瓜中，上锅蒸 1 小时即可。

祛病功效 本品有清热解暑、助消化、健脾胃之功效。木瓜含蛋白质、B 族维生素、维生素 C 及蛋白酶、脂肪酶等，特有的木瓜酵素可帮助消化，防治便秘，也可预防消化系统癌变。

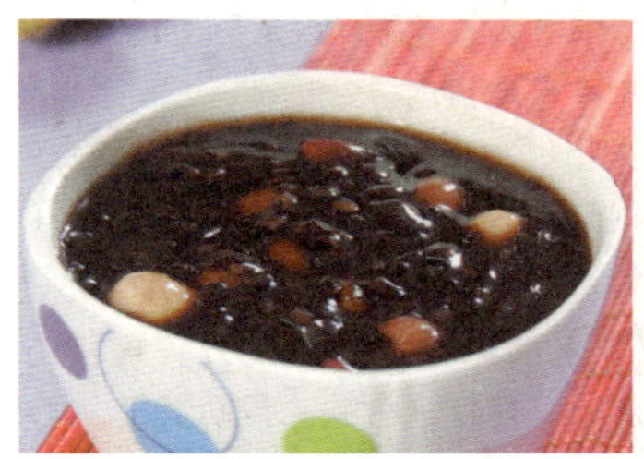

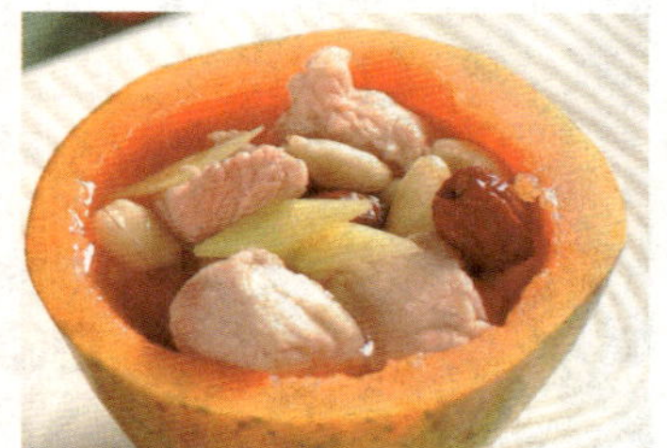

专家推荐的对症食疗方

消化不良

饮食过度或者饮食不当，胃弱及消化器官功能开始衰弱时，所进食的食物无法顺利被身体吸收，使食物积滞，在胃部产生多余气体，导致嗳气打嗝，严重者还会出现从心窝到胸部的苦闷、胸部灼热症状。虽然症状因人而异，但大多数人会出现消瘦或腹泻现象。消化不良多见于胃部功能不佳，俗称胃弱。

▶笋菇素鸡酸菜汤

材料 香菇20克，竹笋50克，素鸡300克，酸白菜160克，豌豆苗100克，胡萝卜120克。

调料 高汤1000毫升，味精、盐、香油各适量。

做法

1. 竹笋、胡萝卜去皮洗净，在开水锅中煮半熟捞起，过凉，切丝；香菇泡发，去蒂，洗净，取1朵切成花状，其余切丝；酸白菜洗净与素鸡一同切丝；豌豆苗洗净。

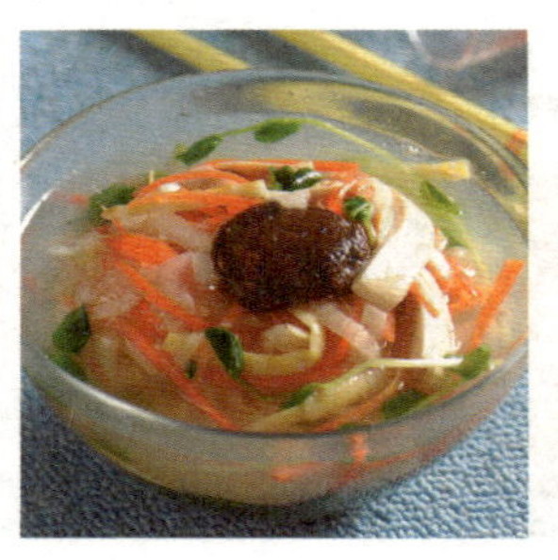

2. 将花状香菇放在碗中央，再将其余切丝的材料，依次装入碗中，入笼蒸10分钟，拿出倒扣在玻璃盅内。
3. 锅置火上，放入高汤煮开，将高汤倒入装有菜的玻璃盅内，再放豌豆苗，加盐和味精拌匀，淋香油即可。

祛病功效 酸菜中的乳酸能开胃提神、醒酒去腻，还能增进食欲、帮助消化。

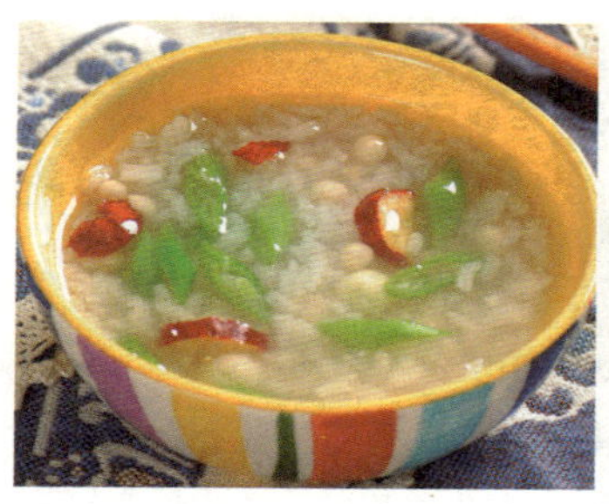

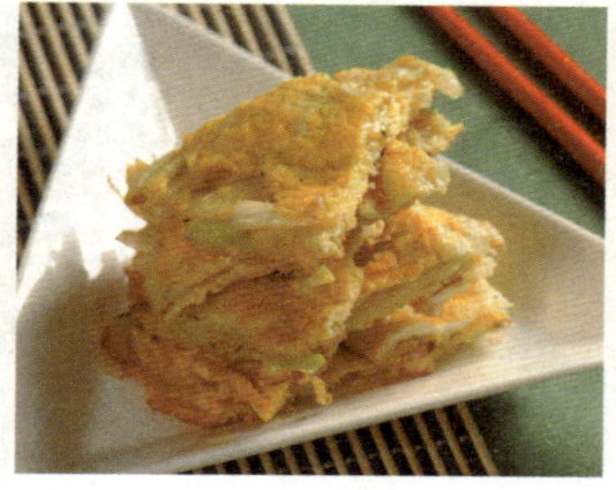

消食健脾粥

材料 莲子、芡实、扁豆各15克，山楂20克，神曲6克（用纱布包好），大米30克。

调料 白糖适量。

做法

1. 莲子、芡实洗净，泡发；扁豆洗净，去筋线，切段；山楂洗净，去子；大米洗净。
2. 将莲子、芡实、扁豆、山楂、神曲一同放入锅内，加适量水煎煮30分钟，去渣后，加入大米熬煮成粥，加白糖调味即可。

祛病功效 本品有健脾养胃、消食化积的功效，山楂含山楂酸等多种有机酸，能促进肉食消化，有助于胆固醇转化。

洋葱煎蛋

材料 鸡蛋、洋葱各150克，葱白适量。

调料 植物油、盐各适量。

做法

1. 洋葱纵切成丝；葱白洗净，切成丝；鸡蛋磕入碗中，加盐搅匀备用。
2. 锅内倒油烧热，加入洋葱丝炒软，取出放入盛有鸡蛋液的碗中，加葱白丝搅匀。锅内再倒油烧热，倒入拌匀的洋葱鸡蛋，煎成饼状呈金黄色即可。

祛病功效 洋葱中的植物杀菌素具有刺激食欲、帮助消化的作用。洋葱忌与蜂蜜同食，否则会导致腹胀、腹泻；洋葱也不宜与黄鱼同食。

专家推荐的对症食疗方

食欲不振

中医学认为食欲不振多与脾胃有关，是脾胃受纳、运化功能失常的一种表现。此病多与先天禀赋不足、久病体虚以至脾胃虚弱，或饮食不节、食滞胃脘，或情致不调所致。大多持续时间较短，当以上原因消除后，可很快恢复食欲。如果持续时间较长，且不易恢复，并伴有其他症状时，应提高警惕。

▶荷香鸡肉米饭

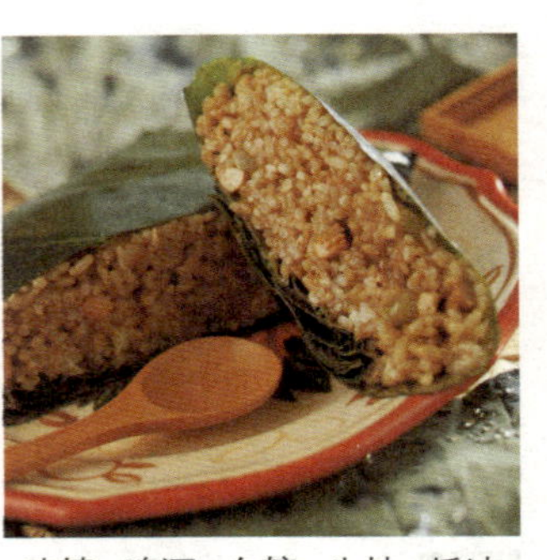

材料 大米300克，鸡肉200克，鲜荷叶2张。

调料 盐、味精、啤酒、白糖、熟猪油、生抽、蚝油、甜面酱各适量。

做法

1. 将大米淘净用水浸泡 3 小时，沥水备用。
2. 鸡肉洗净，切成小丁粒，放碗内，加盐、味精、啤酒、白糖、生抽、蚝油、甜面酱拌匀后腌渍 30 分钟，使其入味备用。
3. 把荷叶切成 10 小张，入沸水锅中烫软后，用凉水漂凉，沥干水，把控干水的大米加少量啤酒和熟猪油拌匀。
4. 将荷叶铺开，先放适量大米摊平，然后放鸡肉丁，再放一层大米，用荷叶包好后放入蒸笼内蒸约 1 小时，至米饭熟透时即可。

祛病功效 适用于盛暑引起食欲不振，脾胃虚弱者。可作为保健食品经常食用。

▶彩色四季豆

材料 四季豆、鸡蛋各250克，胡萝卜150克。

调料 植物油、盐、番茄酱、味精各适量。

做法

1. 将胡萝卜去皮，四季豆去丝，洗净，分别切成小丁，放在大碗中，磕入4个鸡蛋，加入少许盐，搅拌均匀，腌渍备用。
2. 锅内放油烧热，将裹有蛋糊的胡萝卜丁、四季豆丁倒入快炒，待快熟时加入番茄酱、盐翻炒均匀，加味精调味出锅即可。

祛病功效 四季豆富含蛋白质和多种氨基酸，常食可健脾胃，增进食欲；夏天多吃一些四季豆有消暑、清口的作用。

▶脆椒炒藕丝

材料 莲藕500克，红椒、青椒各50克。

调料 盐、白糖、白醋、味精、香油各适量。

做法

1. 莲藕洗净，去皮，切成丝；青椒、红椒去子，洗净，切成丝备用。
2. 锅内加水煮沸，将藕丝焯一下，熟后捞起沥水，放入容器中，加入盐、白糖、白醋、味精、香油拌匀即可。

祛病功效 辣椒是一种调味品，之所以有辣味是因为它含有辣椒素，辣椒素能刺激舌头上的味蕾，有增加食欲、帮助消化的功能。此菜生津开胃，而且焯藕的水加糖后可当茶喝，具有开胃的功效。

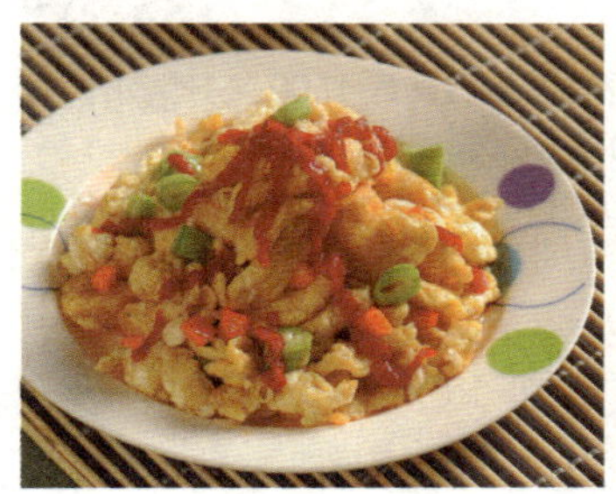

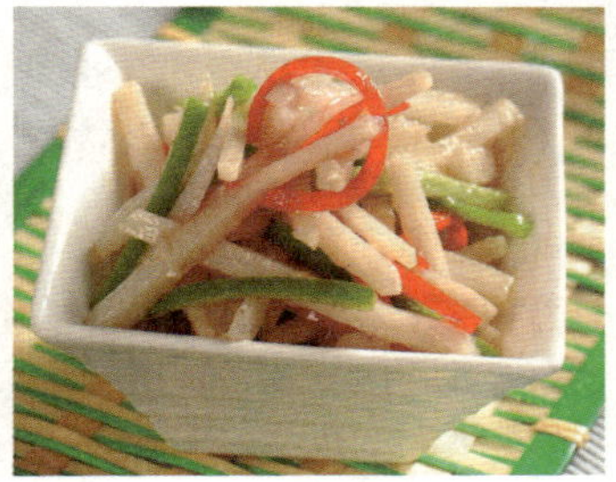

专家推荐的对症食疗方

消化道出血

消化道出血分为上消化道出血和下消化道出血。食管、胃、十二指肠、胰腺、胆道等部位的出血称为上消化道出血；空肠、回肠和大肠出血被称为下消化道出血。上消化道出血的症状为黑便，多为柏油便，也可排出暗红或鲜红色大便，并伴有呕血，多呈咖啡色或黑褐色；下消化道出血的症状为便血，病变位置越低，出血量越大，出血速度越快，便血颜色越鲜红。

▶木耳芝麻茶

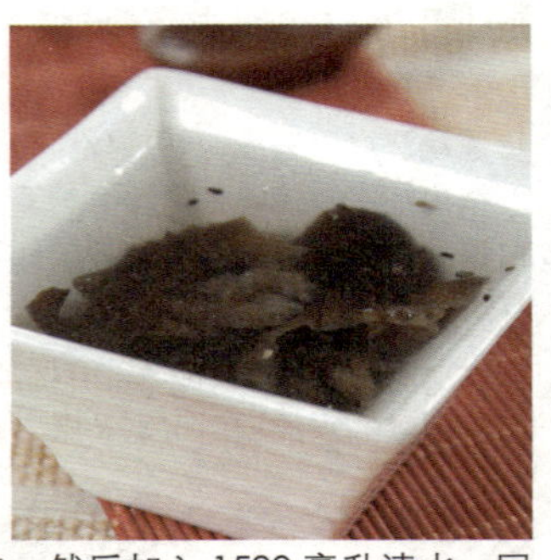

材料 干黑木耳60克，黑芝麻15克。

调料 白糖适量。

做法

1. 炒锅洗干净，置中火上烧热，将30克干黑木耳下入锅中，不断地翻炒，待黑木耳的颜色由灰转黑略带焦味时，起锅装入碗内备用。
2. 锅重置火上，下入黑芝麻略炒出香味，然后加入1500毫升清水，同时下入生、熟黑木耳，用中火烧沸30分钟，起锅。
3. 用干净双层细纱布过滤去渣，每次取120毫升，加适量白糖调匀饮用即可。

祛病功效 本品凉血止血、润肠通便。老年人常用本方，有强身益寿之功效。适用于血热便血、痔疮便血、肠风下血、痢疾下血等症的食疗。可代茶随量饮用。

桂花板栗羹

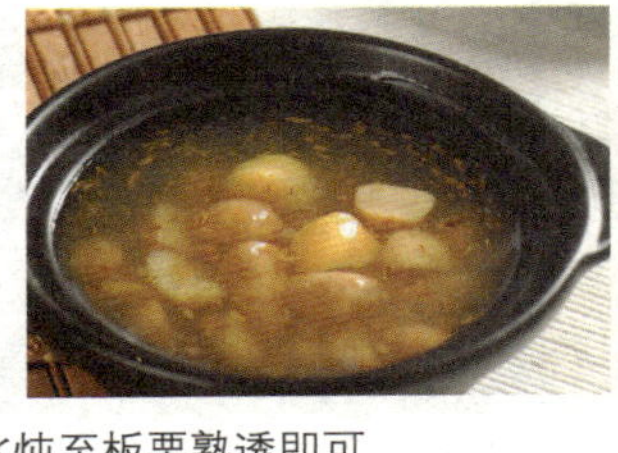

材料 糖桂花100克，板栗300克。

调料 冰糖适量。

做法

1. 板栗去皮，洗净。
2. 将瓶装的糖桂花、板栗、冰糖一起加水炖至板栗熟透即可。

祛病功效 板栗含有丰富的维生素 B_1 和维生素 B_2，有健脾胃、益气、补肾、强心的功效，可用于反胃、吐血、便血的辅助治疗。

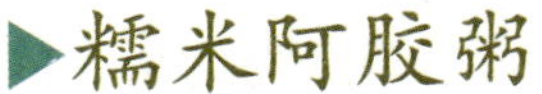

糯米阿胶粥

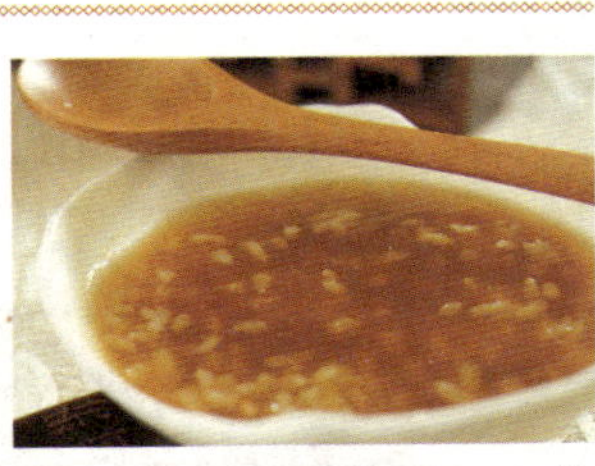

材料 阿胶30克，糯米100克。

调料 红糖适量。

做法

1. 先将糯米洗净，加适量水煮粥。
2. 待粥将熟时，放入捣碎的阿胶，边煮边搅匀，稍煮2～3沸，加入红糖煮化即可。

祛病功效 阿胶养血止血、滋阴润肺。适用于血虚、吐血、大便出血等症。

蔬菜汁

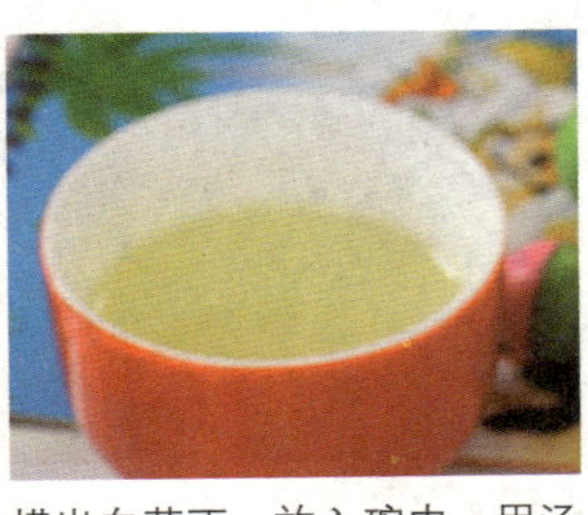

材料 白菜500克。

调料 盐适量。

做法

1. 白菜去老叶，洗净，沥水后切小丁。
2. 煲锅置火上，加入适量清水，放入白菜丁，盖好锅盖烧沸，再煮片刻，关火，捞出白菜丁，放入碗内，用汤勺压菜取汁，加入盐调味即可。

祛病功效 白菜微寒、味甘、性平。入肠、胃经。有解热除烦、通利肠胃、养胃生津的功效，但是胃寒腹痛、大便溏泻及寒痢者不可多食。

专家推荐的对症食疗方

急性腹泻

急性腹泻是一种临床综合征，通常指感染性胃肠炎，多是由于进食被细菌及毒素、病毒、寄生虫等污染的食物所致，通常进食后2～7小时会出现恶心、呕吐现象，常伴有腹部绞痛、里急后重感，有时呈血性大便等症状或伴有发热，严重者还会出现脱水症状。一般在48～72小时内可得到缓解。

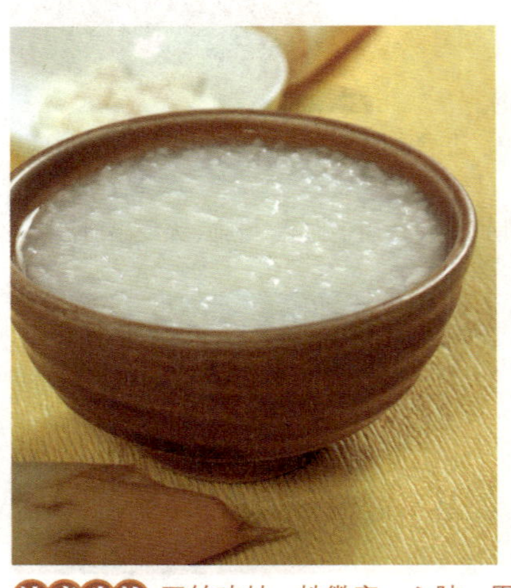

▶玉竹粥

材料 新鲜玉竹30～60克（干品15～20克），大米100克。

调料 冰糖少许。

做法

1. 大米洗净；新鲜玉竹洗净，去掉根须，切碎煎煮浓汁后去渣。
2. 将浓汁加入大米，加适量水煮成稀粥，粥成后放入冰糖，稍煮沸即可。

祛病功效 玉竹味甘，性微寒。入肺、胃经。长于养阴，主要作用于脾胃，故久服不伤脾胃，可缓解食欲不振、胃部不适、急性腹泻等症。

柠檬荔枝汁

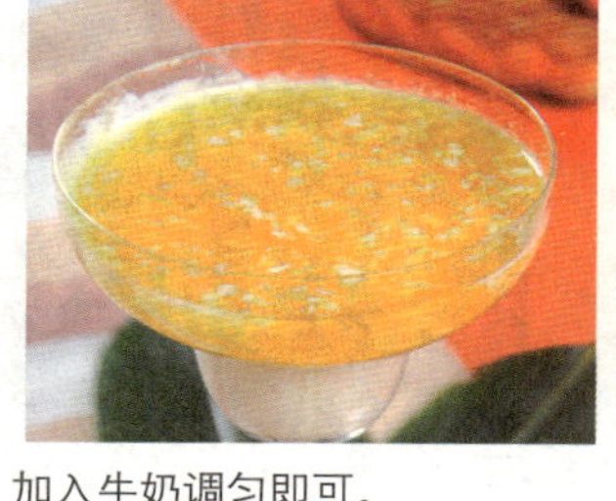

材料 冰镇荔枝、柠檬各适量。

调料 牛奶适量。

做法

1. 将柠檬去皮、子，果肉榨成汁；荔枝洗净去壳、去核，榨成汁。
2. 将柠檬汁和荔枝汁按1∶8的比例混合，加入牛奶调匀即可。

祛病功效 荔枝味甘、微酸，性平，无毒。生津止渴，益肝，补脾，益血。用于胃阴不足，口渴咽干；脾虚少食，或急性腹泻；血虚心悸。

五汁饮

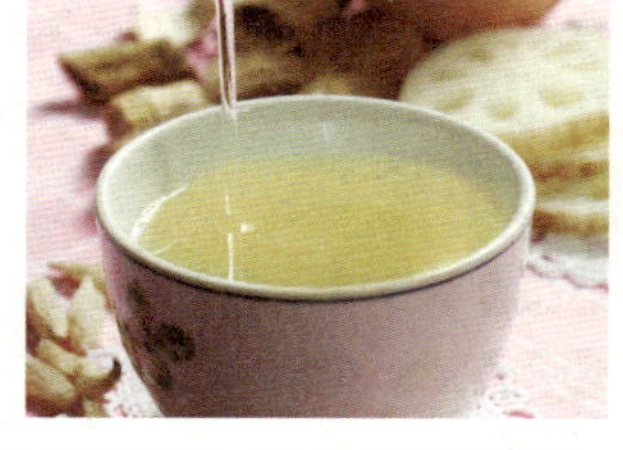

材料 鲜苇根、荸荠、麦冬、梨、藕各30克。

做法

1. 将鲜苇根、麦冬分别洗净；荸荠、梨、藕分别洗净，去皮备用。
2. 将上述材料一起榨汁，和匀凉饮即可（不喜凉的话，可隔水炖温服用）。

蒜头粥

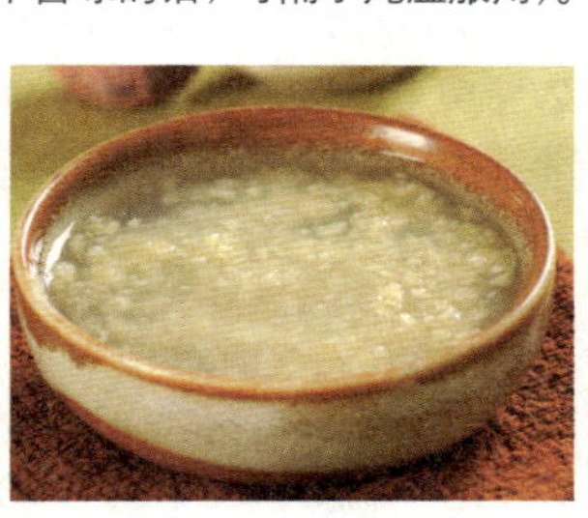

材料 紫皮蒜2个，面粉50克。

调料 盐适量。

做法

1. 紫皮蒜去皮，洗净，捣成蒜泥；面粉加清水和成糊状。
2. 锅内加200毫升水，待水烧沸时将面糊缓缓搅入，边倒边搅，然后放入蒜泥、盐调味即可。

祛病功效 蒜性温、味辛，可健胃、杀菌、散寒。可用于脘腹冷痛，饮食积滞，饮食不洁或食物中毒，呕吐腹泻，肠胃不和，痢疾等。

专家推荐的对症食疗方

慢性腹泻

腹泻指大便次数增多、粪质稀溏、水分增加的症状，分急性和慢性两类。慢性腹泻指病程在两个月以上或间歇期在2～4周内的复发性腹泻。主要症状为大便次数增多，大便中夹带没有完全消化的食物，严重的大便泄下如水。慢性腹泻病虽不大，但反复复发也会对身体造成很大伤害。

猪肾羹

材料 猪腰1对，补骨脂10克。

调料 盐、鸡精各适量。

做法

1. 鲜猪腰洗净，去筋膜、臊腺，切成块，在表面划割细花。
2. 猪腰与补骨脂入砂锅内，加1000毫升水煎煮1小时，加盐、鸡精调味即可。

祛病功效 猪腰味甘咸、性平，有补肾强腰、益气的作用；补骨脂补肾助阳、纳气平喘、温脾止泻，主治肾阳不足、腰膝冷痛、尿频、泄泻。二者同用，补益效果更佳。适用于肾虚晨泻（鸡鸣泻）、久泻等症者。分顿食用，连吃数日。

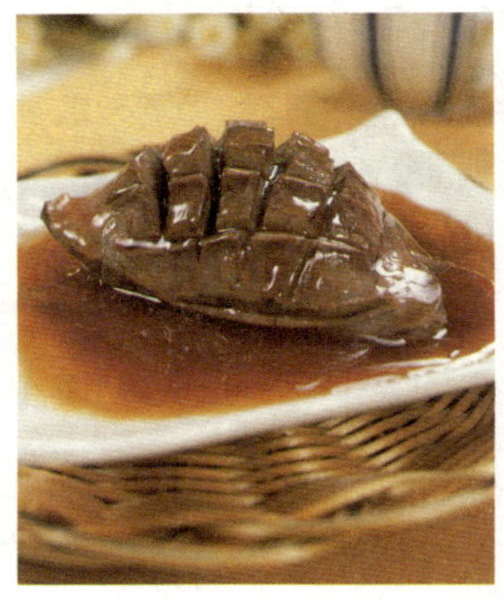

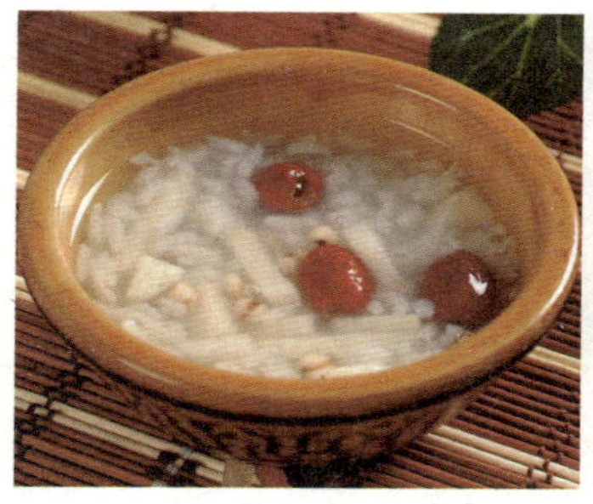

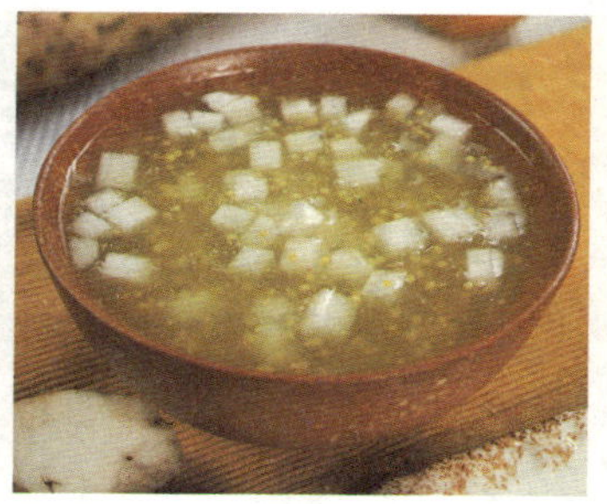

红枣糯米粥

材料 山药、薏米、荸荠、红枣、糯米各适量。

调料 白糖适量。

做法

1. 山药去皮，洗净，切片；荸荠洗净，去皮，切丝；红枣洗净，去核；薏米、糯米分别洗净泡 1 小时。
2. 将山药片、薏米、荸荠、红枣、糯米一起放入锅中加水煮粥，待粥成时加入适量白糖调味即可。

祛病功效 薏米含薏苡仁酯、薏苡素、淀粉、脂肪油、维生素 B_1 等营养素，能使血糖下降，降低血清钙，扩张血管，具有利尿作用。

小米怀山药粥

材料 鲜怀山药45克，小米50克。

调料 白糖适量。

做法

1. 将山药洗净，捣碎或切丁。
2. 山药丁与小米同煮为粥，熟后加适量白糖调匀即可。

祛病功效 健脾止泄，消食导滞。淮山药健脾胃、补肺益精；小米即粟米，味甘、咸，性凉，入脾、胃、肾经，补脾胃，治疗消化不良、泄泻、肢体乏力等症。

专家推荐的对症食疗方

痢疾

痢疾，中医称之为“肠辟”、“滞下”，是急性肠道传染病之一。临床表现主要是发热、腹痛、里急后重、大便脓血。若感染疫毒，发病急剧，伴突然高热、神昏、惊厥者，为疫毒痢。痢疾一年四季均可发生，但以夏、秋季发病率高。痢疾病人和带菌者是传染源。临床上分为湿热痢、疫毒痢、寒湿痢、噤口痢及休息痢等。

▶胡萝卜炖牛肉

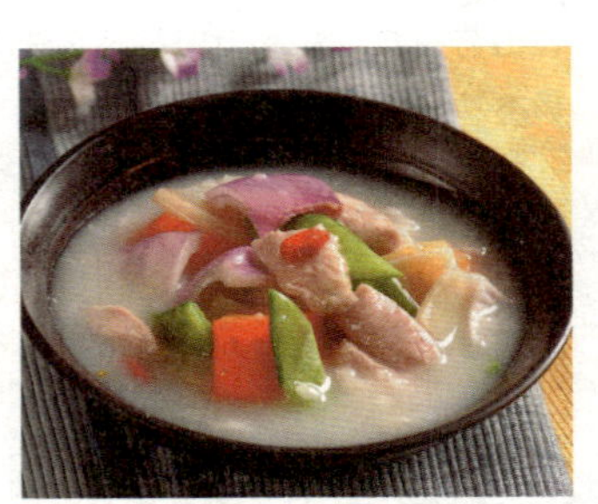

材料 牛肉500克，奶油50毫升，胡萝卜2根，土豆3个，洋葱2个，嫩豆荚50克，枸杞30克，面粉适量。

调料 胡椒粉、盐各适量。

做法

1. 将牛肉洗净，切成块；胡萝卜，洗净切成小块；土豆洗净，去皮，切片；豆荚洗净，切成段；洋葱洗净，切片。
2. 牛肉撒上盐、胡椒粉、面粉拌匀腌渍，将奶油放锅内煮热，放入牛肉块炒成茶色，加入洋葱片共炒片刻，锅内放入适量水，煮沸，转用小火煮炖2小时。
3. 在炖煮的过程中依次加入胡萝卜、土豆、豆荚、枸杞和洋葱，最后加盐调味即可。

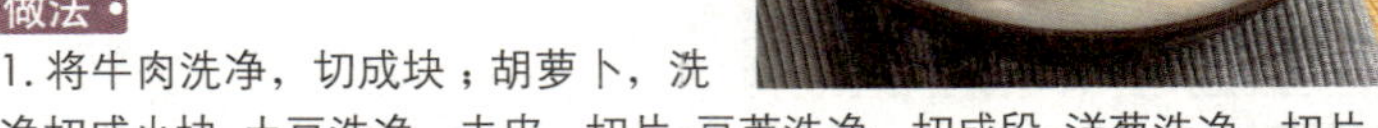

祛病功效 牛肉性甘温，有养血、补虚痨、益气等功效，是体虚乏力、血虚心悸、消化不良等病人的良好补益食品。常吃牛肉，对慢性痢疾病人十分有益。

姜茶乌梅饮

材料 生姜10克，乌梅肉30克，绿茶5克。

调料 红糖适量。

做法

1. 生姜洗净，切丝；乌梅肉用刀切碎。
2. 将切好的生姜、乌梅肉与绿茶共放入保温杯中，以沸水冲泡，盖上盖子温浸 30 分钟，加入适量红糖即可。

祛病功效 姜茶乌梅饮有生津、止痢、温中的功效。乌梅涩肠止泻。姜茶乌梅饮对咽喉炎、扁桃体炎、中暑、肠炎、腹泻、痢疾等疾病均有显著疗效。适用于细菌性痢疾和阿米巴痢疾日久不愈者的辅助治疗。

马齿苋粥

材料 鲜马齿苋250克（或干马齿苋50克），大米50克。

做法

1. 鲜马齿苋洗净，剪碎，加适量水，煎煮 30 分钟，捞去药渣。
2. 再加入淘净的大米，继续熬煮成粥即可。

祛病功效 清热止痢。马齿苋有散热解毒、止痢的功效，大米具有养胃的功效。马齿苋与大米共煮成粥，具有健脾胃、清热止痢功效。适用于急、慢性细菌性痢疾和肠炎。每日食用 2 次。脾虚慢性泄泻者忌服。

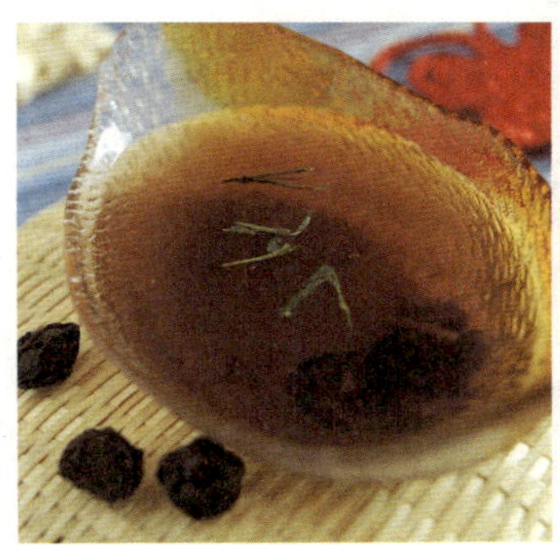

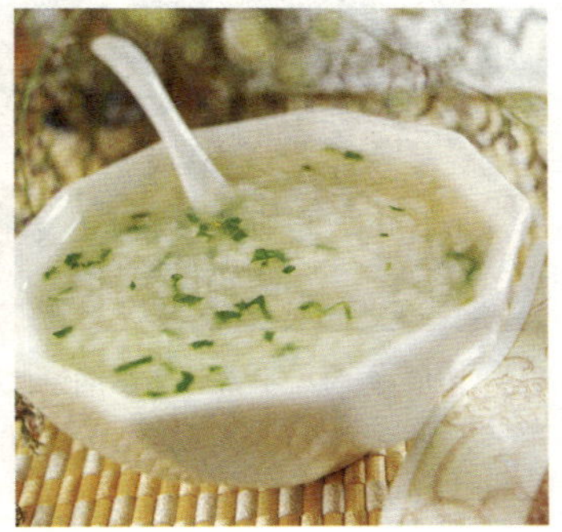

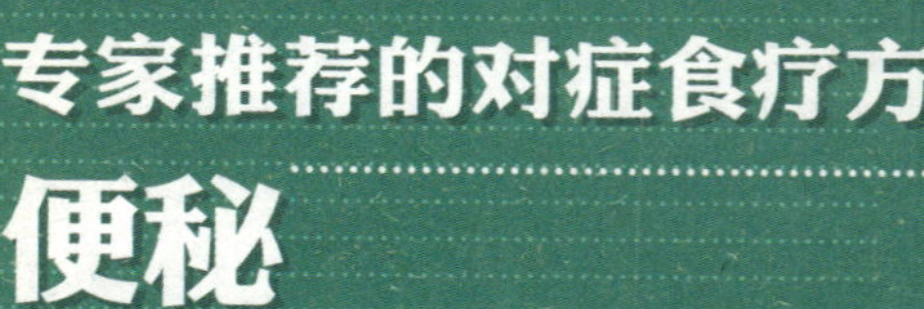

专家推荐的对症食疗方

便秘

便秘就是大便不通。引起便秘的原因很多，常发生在久坐、缺乏运动、粗纤维食物摄入过少的人群中，女性比男性更容易发生便秘。主要症状为大便秘结不通、粪便干燥艰涩难解。可能有食欲减退、口苦、腹胀、焦虑等表现。

▶凉拌茼蒿

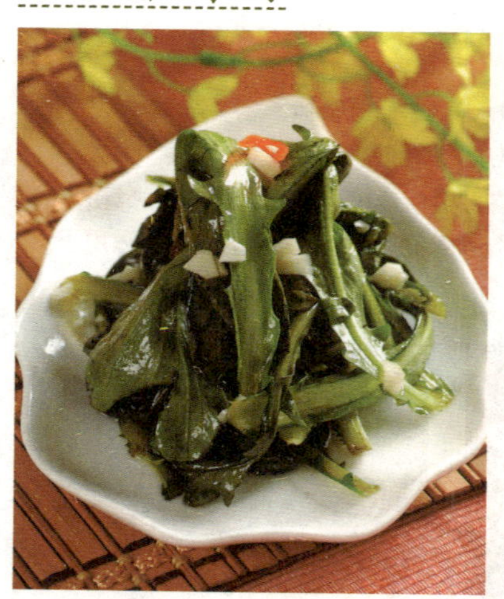

材料 茼蒿600克，蒜末适量。

调料 盐、味精、孜然粉、五香粉、芥末油、醋、生抽、香油各适量。

做法

1. 将茼蒿择洗干净，切段备用。
2. 将茼蒿加入盐、味精、孜然粉、五香粉、芥末油、醋、生抽、香油、蒜末拌匀即可。

祛病功效 茼蒿中含有丰富的维生素、胡萝卜素及多种氨基酸，其特有的香味挥发油，可消食开胃，有助于宽中理气、增加食欲；所含粗纤维有助于肠道蠕动，可促进排便。

▶胡萝卜荸荠汤

材料 荸荠、胡萝卜各100克。

调料 盐适量。

做法

1. 荸荠、胡萝卜洗净，去皮，切丝。
2. 锅置火上，加水烧沸，放入胡萝卜丝、荸荠丝，煮5分钟，加盐调味即可。

祛病功效 荸荠含有粗蛋白、淀粉，能促进大肠蠕动；荸荠所含的粗脂肪有滑肠通便作用，可用来治疗便秘。

▶八宝粥

材料 大米250克，青菜30克，芋艿、荸荠、果仁、红枣、蚕豆、板栗、黄豆各12克。

调料 盐、味精、植物油各适量。

做法

1. 将黄豆、蚕豆洗净，用清水浸泡半天；芋艿、荸荠、板栗洗净，去皮，切块；青菜洗净，切成细丝。
2. 将大米洗净，放入锅中，放入其余材料、植物油、盐和适量清水用大火煮沸，换小火焖烧1小时30分钟，加味精调味即可。

祛病功效 本品可补肾、温脾胃、养肝、助消化；嫩蚕豆煮粥能和胃、润肠通便，对习惯性便秘有良效。

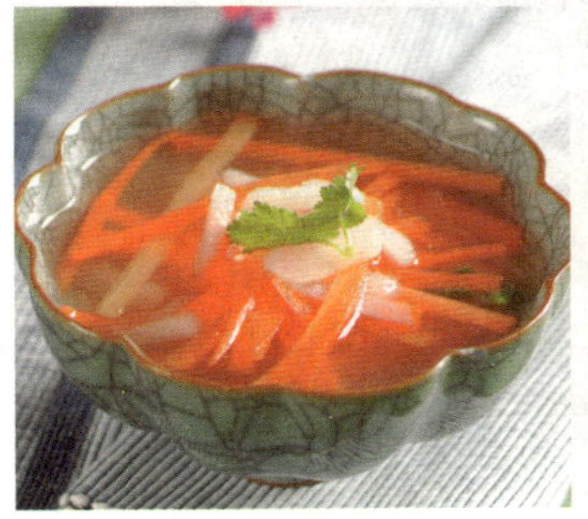

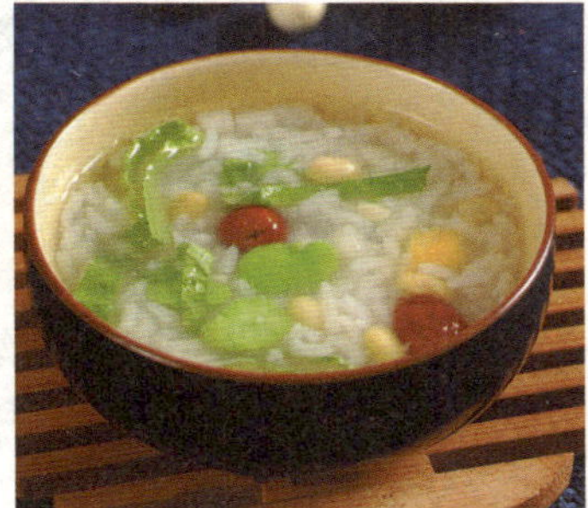

专家推荐的对症食疗方

呃逆

呃逆，俗称“打嗝”，现代医学称之为“膈肌痉挛”。引起打嗝的原因很多，包括胃、食管功能或器质性改变。也有外界物质，生化、物理刺激引起。如果是胃肠神经官能症、胃肠道慢性疾病引起胃蠕动减弱所致呃逆，则发病率频繁，且治疗时不易改善。

▶虾仁炒刀豆

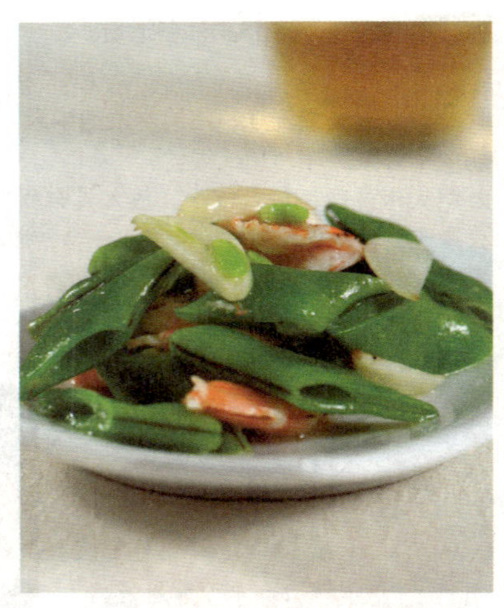

材料 刀豆300克，干虾仁30克，蒜片、葱姜汁各适量。

调料 植物油、料酒、白糖、盐、鸡精、胡椒粉、水淀粉、高汤各适量。

做法

1. 刀豆择洗净，斜切成段；虾仁洗净，去除沙线。
2. 锅内放植物油烧热，下蒜片炝香，放入干虾仁煸炒出香味后，下入白糖，烹入料酒、葱姜汁，倒入刀豆段炒匀。
3. 放入高汤、盐，炒至熟透，加鸡精、胡椒粉，用水淀粉勾芡，出锅即可。

祛病功效 本品具有温胃通气，止呃逆的作用，适宜受寒所致的呃逆者食用。

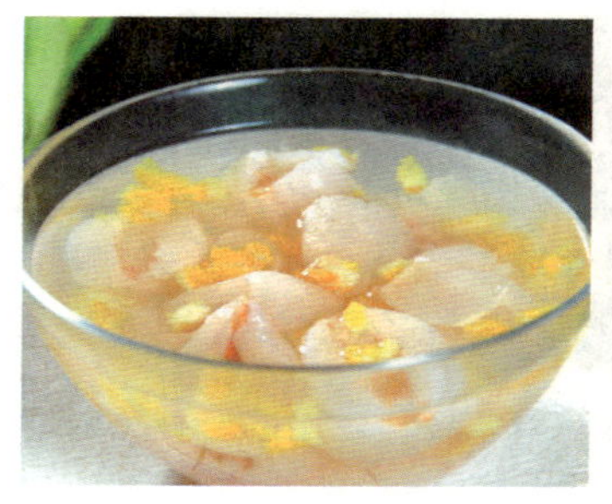
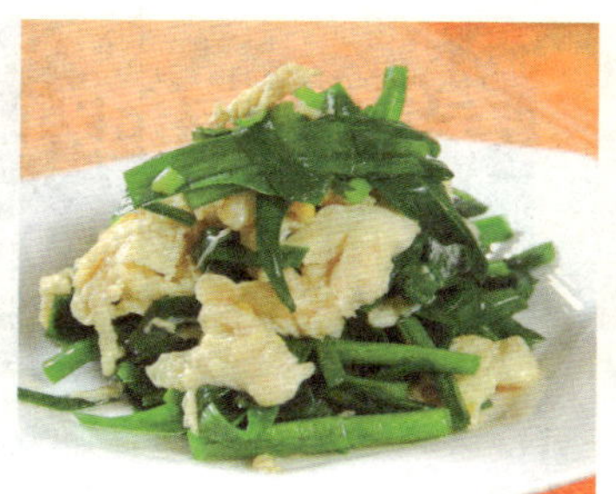

百合荔枝

材料 鲜荔枝250克，鲜百合50克，鲜橙25克。

调料 冰糖适量。

做法

1. 荔枝去壳、核，洗净；鲜橙去皮，切粒；鲜百合掰成瓣，用沸水煮熟，捞出，冲凉。
2. 冰糖加水煮成冰糖水，晾凉；将荔枝、百合、鲜橙粒放入碗中，加入冰糖水即可。

祛病功效 本品具有温胃，止呃逆的作用，适宜受寒所致的呃逆者食用。

韭菜炒鸡蛋

材料 韭菜300克，鸡蛋3个。

调料 盐、料酒、植物油各适量。

做法

1. 将韭菜择洗干净，沥干水分后切成3厘米长的段；鸡蛋打入碗内，加料酒、盐搅打均匀。
2. 炒锅置火上，倒植物油烧至五成热，倒入鸡蛋液炒成块盛出。
3. 锅内再放植物油烧热，倒入韭菜煸炒，待韭菜断生，迅速倒入炒好的鸡蛋翻炒几下即可。

祛病功效 本品具有降和胃气，缓解呃逆的作用。

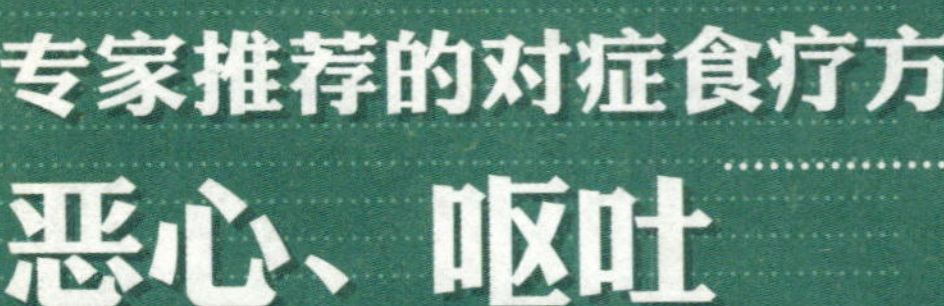

专家推荐的对症食疗方
恶心、呕吐

恶心、呕吐是胃内容物返入食管，经口吐出的一种反射动作。可分为三个阶段，即恶心、干呕和呕吐，但有些呕吐可无恶心或干呕的先兆。任何疾病只要影响到胃，使胃失和降、胃气上逆，都可能出现恶心、呕吐等症状。

▶姜蜜膏

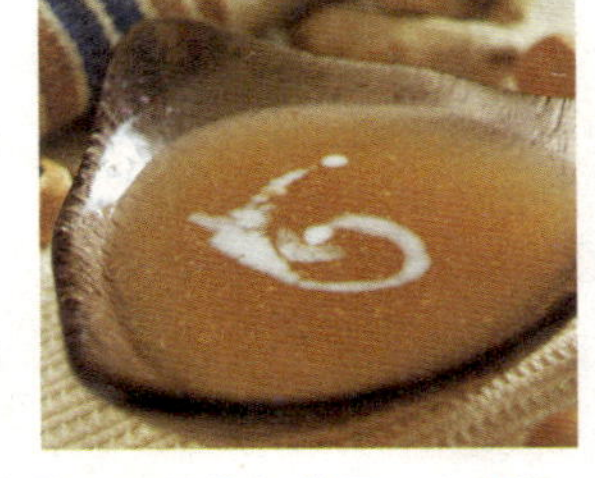

材料 生姜汁200毫升。

调料 蜂蜜200毫升。

做法

生姜汁、蜂蜜同置锅中煎煮，至稠黏如膏时停火，冷却后装瓶备用。

祛病功效 姜汁可减轻恶心呕吐的症状，尤其是反胃的初饮用更为有效。每次 30 毫升，以沸水冲化饮用，每日 2 次。

▶人参扁豆粥

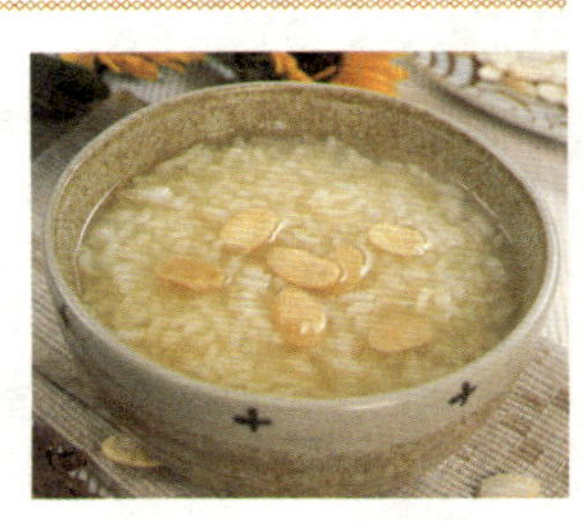

材料 白扁豆5克，人参2克，大米50克。

做法

1. 先煮扁豆，将熟时入米同煮成粥。
2. 同时单煎人参取汁，粥熟时将人参汁对入，调匀即可。

祛病功效 本品能健脾止泻，消暑化湿。适用于脾胃虚弱，慢性腹泻以及恶心呕吐的症状。每日 2 次，空腹服。

良姜炖鸡块

材料 公鸡1只，良姜、苹果块各6克。

调料 陈皮、胡椒各3克，葱、酱油、盐、醋各适量。

做法

1. 鸡去毛及内脏，洗净，切块。
2. 将鸡肉块放在锅中，加入良姜、苹果块、陈皮、胡椒及葱、酱油、盐、醋。
3. 以小火煨炖至熟烂即可。

祛病功效 良姜温胃散寒，行气止痛；陈皮健脾理气。本品有补虚散寒、理气止痛的功效。适用于虚寒型胃、十二指肠溃疡和胃脘胀痛患者。对体虚瘦弱，腹部经常冷气串痛的病人，有辅助治疗作用。

荜拨头蹄

材料 羊头1个，羊蹄4只，荜拨、干姜各30克。

调料 胡椒10克，葱白50克，豆豉、盐各适量。

做法

1. 羊头、羊蹄洗净，去毛。
2. 羊头、羊蹄放锅中，加适量水，炖至五成熟。加入荜拨、干姜、胡椒、葱白、豆豉、盐，再以小火继续煨炖至熟烂即可。可分顿连续食用。

祛病功效 本品有温脾胃，补虚劳的功效。适合久病体弱、脾胃虚寒经常腹痛的病人食用。

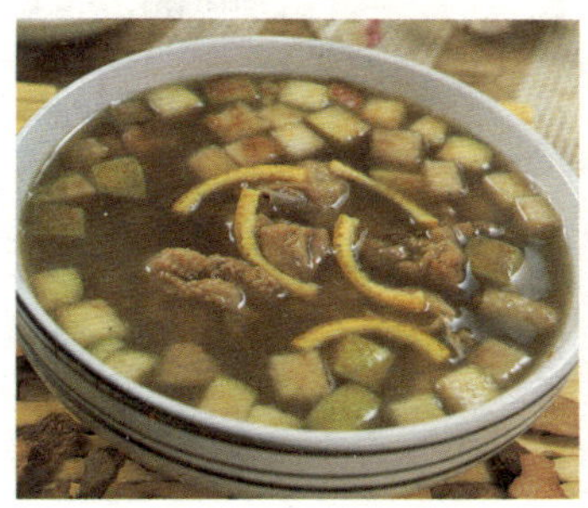

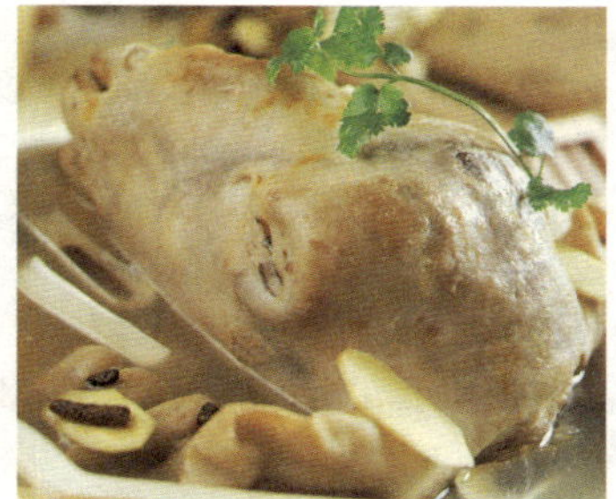

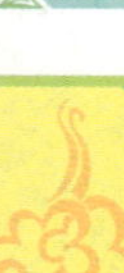

专家推荐的对症食疗方

腹痛

腹痛是指由于各种原因引起的腹腔内外脏器的病变，其主要表现为胃脘部以下、耻骨联合以上的胀满、疼痛，肚脐周围疼痛比较常见，有时是剧烈疼痛，常伴有嗳气以及饮食、大便异常等脾胃症状。疼痛的发作和加重，常与饮食、情志、受凉、劳累等因素有关。腹痛可分为急性与慢性两类。四季皆可发生。

成都素烩

材料 白萝卜250克，腐竹2根，胡萝卜1根，面筋10个，草菇10朵，水发香菇5朵，土豆200克，黄瓜1条，芦笋10根。

调料 水淀粉、香油、植物油、盐各适量。

做法

1. 将白萝卜、胡萝卜、土豆、黄瓜、芦笋洗净，切成不同形状的块，用沸水煮熟捞出，泡在凉水中；腐竹泡软，切段；水发香菇洗净，切块。
2. 起油锅，放入除腐竹段和芦笋以外的其他材料爆炒，加水大火煮3分钟，放入腐竹段与芦笋，加盐调味。
3. 用水淀粉勾芡，淋少许香油即可。

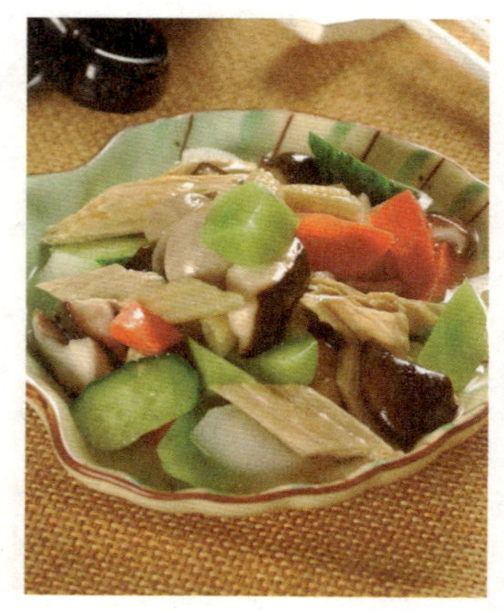

祛病功效 白萝卜、香菇等有行气温中的作用，本品适用于气滞所致的腹痛。

山楂粥

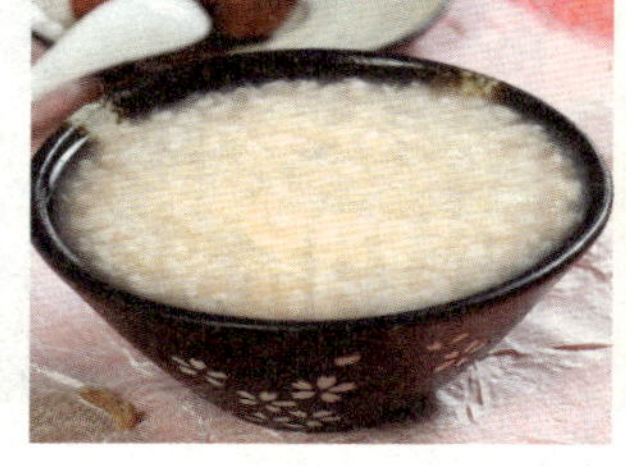

材料 山楂30克，大米60克。

做法

1. 大米洗净备用。
2. 山楂洗净，放入砂锅，加水煎取浓汁，去渣，加大米，小火煮至粥黏稠即可。

祛病功效 山楂有行气活血的功能，本品适于由血淤所致的腹痛患者。

蜜汁山药南瓜

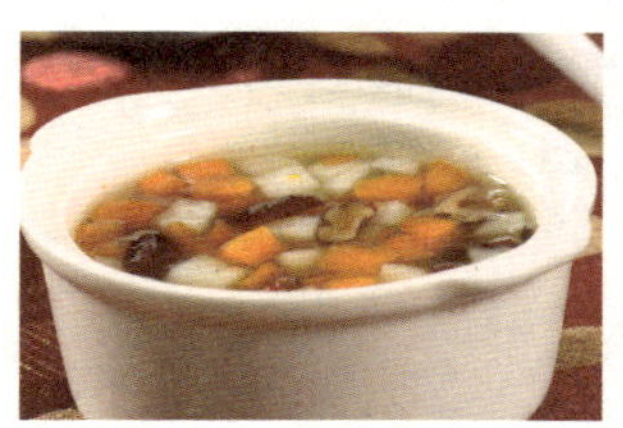

材料 小南瓜、山药各250克，红枣适量。

调料 蜂蜜适量。

做法

1. 小南瓜去皮、瓤，洗净，切丁；山药去皮，切丁；红枣洗净，去核。
2. 将小南瓜丁、山药丁、红枣一同放进大碗，浇上蜂蜜和适量水，蒸 10 分钟即可。

祛病功效 南瓜、山药为温中益气之品，本品适用于虚寒所致的腹痛。

苹果银耳瘦肉汤

材料 苹果块100克，猪瘦肉块50克，胡萝卜块25克，水发银耳10克，葱花、姜片各适量。

调料 盐、香油各适量。

做法

1. 银耳择洗干净，去蒂，撕成小朵。
2. 锅置火上，放入除苹果块外的各种食材，加适量沸水大火煮沸，转小火煮至肉块熟透，倒入苹果块煮 2 分钟，用盐调味，最后淋入香油即可。

祛病功效 苹果是宽中理气消食之物。本品适用于由于食滞所致的腹痛。

专家推荐的对症食疗方

腹胀

腹胀是一种常见的消化系统症状，指人感觉到腹部膨胀、沉重不适，同时可伴有嗳气、饱胀、恶心呕吐、厌食、肠鸣等症状。从腹胀的范围来看，可分为全腹性腹胀和局部腹胀。全腹性腹胀是指整个腹部均发胀，多是由于胃肠功能失调，胃肠道积气、积食或积粪所致。而局部腹胀多由内脏器官增大、出现肿块引起。

▶芝麻小白菜

材料 小白菜350克，熟白芝麻15克，姜丝适量。

调料 植物油、盐各适量。

做法

1.将小白菜择洗干净,对切一半,沥干。

2.炒锅倒入油烧热，放入姜丝爆香，待姜丝微卷曲时放入小白菜，大火爆炒约1分钟，放入盐调味，炒匀后盛出。在炒熟后的小白菜上撒上熟芝麻即可。

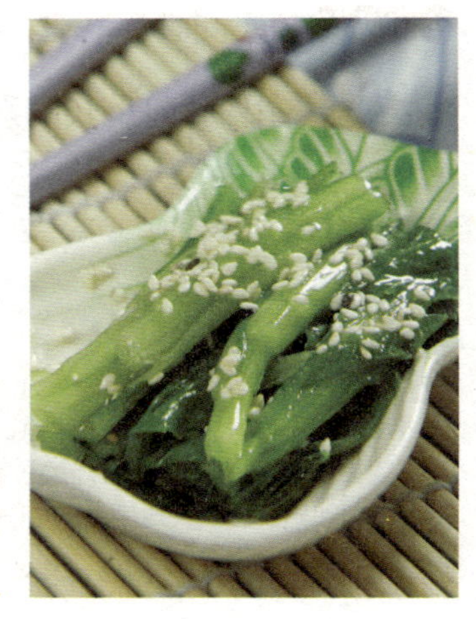

祛病功效 青菜中含丰富的维生素和食物纤维，能加快胃肠的蠕动，通利二便，帮助消化，消除腹部胀满不适。本品能通利肠胃，气滞腹胀或食滞腹胀者皆宜。

▶谷芽山楂饮

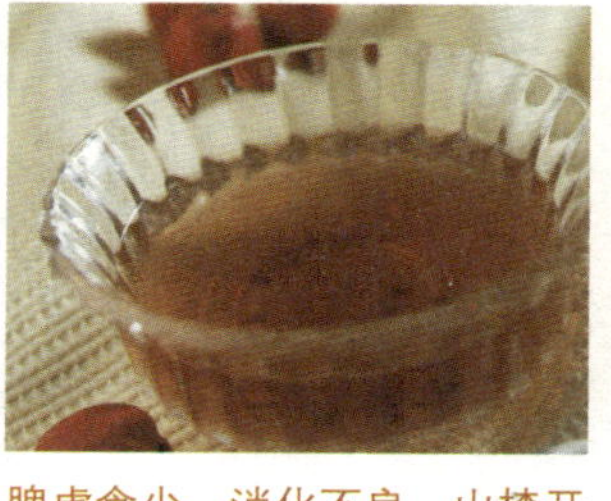

材料 谷芽、山楂各10克。

做法

谷芽、山楂加水烧沸，煎15分钟即可。

祛病功效 谷芽治宿食不化，胀满，泄泻，不思饮食，消食和中，健脾开胃，用于食积不化、脘腹胀痛、呕恶食臭以及脾虚食少、消化不良；山楂开胃消食。本品能消食健胃，化积除痞，适用于痞积、消化不良等症。代茶饮，每日1剂，分数次服完。

▶苹果蛋饼

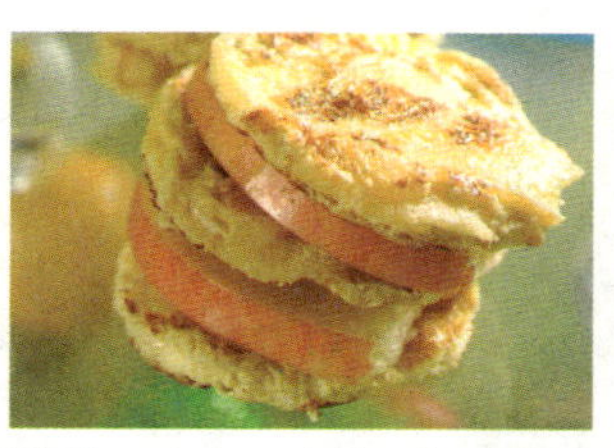

材料 苹果2个，鸡蛋4个，牛奶100毫升。

调料 白糖、植物油各适量。

做法

1. 将鸡蛋打散，加入牛奶、白糖搅匀；苹果洗净，去皮，去核，切成片。
2. 平底锅烧热，加入油，将蛋浆倒入锅中用小火煎。
3. 将苹果片铺在蛋饼上，待底部熟后再翻转煎熟，装盘即可。

▶牡蛎萝卜丝汤

材料 白萝卜250克，去壳牡蛎100克，葱花、姜丝各适量。

调料 花椒粉、盐、植物油各适量。

做法

1. 白萝卜洗净，切丝；牡蛎洗净。
2. 锅内倒植物油烧至七成热，加葱花、姜丝、花椒粉炒香，放入萝卜丝翻炒均匀，加适量清水煮至八成熟，再放入牡蛎肉煮熟，用盐调味即可。

祛病功效 萝卜能健胃消食、顺气宽中。食滞腹胀者尤宜食用。

专家推荐的对症食疗方

消化性溃疡

消化性溃疡是指发生在胃和十二指肠的慢性溃疡，即胃溃疡及十二指肠溃疡。上腹痛为主要症状，还会出现上腹胀满、嗳气、反酸、食欲减退等，发作时剑突下有一固定而局限的压痛点，缓解时无明显症状。发病原因主要与幽门螺杆菌、胃酸－胃蛋白酶自身消化有关。此外，持续过度的精神紧张、情绪激动和抑郁等因素，也会对消化性溃疡的发病产生一定影响。

▶八宝健胃饭

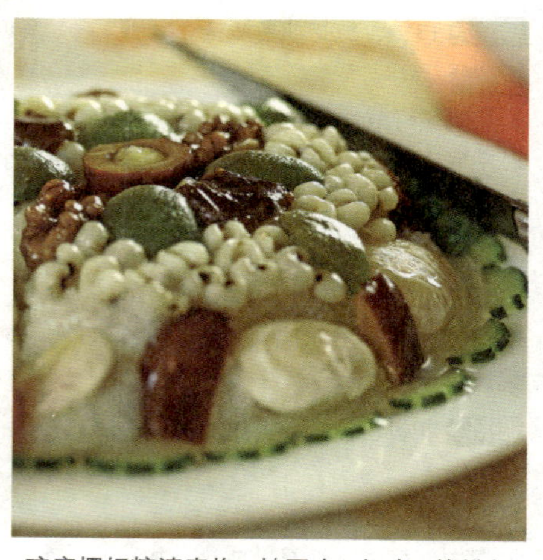

材料 白扁豆、薏米、莲子、核桃仁、桂圆肉各25克，红枣10颗，糖渍青梅10克，糯米200克。

调料 植物油、白糖各适量。

做法

1. 将薏米、白扁豆、莲子用温水泡发，煮熟备用。
2. 红枣洗净，蒸熟；糯米泡软，煮成糯米饭备用。
3. 取大碗1个，内涂植物油，碗底摆好糖渍青梅、桂圆肉、红枣、核桃仁、莲子、白扁豆、薏米，最后放糯米饭，再上锅蒸20分钟，把饭扣入大圆盘中，再用白糖加水熬汁浇在饭上即可。

鸡子羊肉面

材料 面粉、羊肉各120克，鸡蛋4个。

调料 盐适量。

做法

1. 将羊肉洗净，剁碎，加适量水一起煮成肉汤；鸡蛋取鸡蛋清和面粉一起和成面，做成面条备用。
2. 锅置火上，加水煮沸，加入鸡蛋面煮熟，加盐及羊肉汤即可。

祛病功效 羊肉是冬季进补的重要食品之一，寒冬常吃羊肉可益气补虚、促进血液循环、增强御寒能力。羊肉还可增加消化酶、保护胃壁、帮助消化。

木瓜鲩鱼尾汤

材料 木瓜1个，鲩鱼尾100克，姜适量。

调料 盐、植物油各适量。

做法

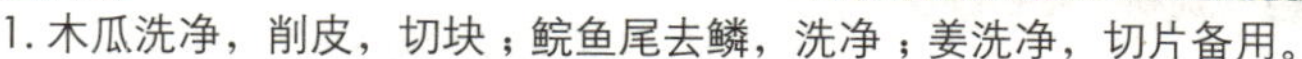

1. 木瓜洗净，削皮，切块；鲩鱼尾去鳞，洗净；姜洗净，切片备用。
2. 锅置火上，放油烧热，放入鲩鱼尾煎片刻，加入木瓜块、姜片，放适量水，共煮1小时，加盐调味即可。

祛病功效 番木瓜中的木瓜蛋白酶，有助于食物的消化吸收，对消化不良、痢疾、胃痛、胃溃疡、十二指肠溃疡等均有疗效。

蜜糖红茶

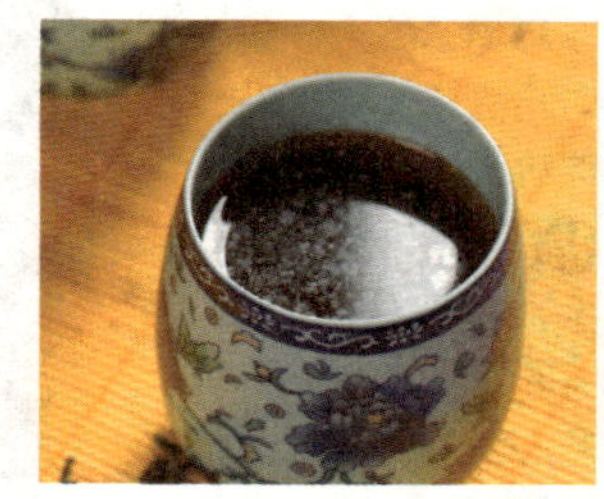

材料 红茶叶5克。

调料 蜂蜜、红糖各适量。

做法

将红茶叶放入保温杯内，用沸水冲泡，加盖焖片刻，再调入适量蜂蜜、红糖即可。

祛病功效 本品可温中养胃，适宜于春天肝气偏旺，脾胃功能不佳者食用。患有胃、十二指肠溃疡的病人，常服蜂蜜可缓解症状和促进溃疡面愈合。

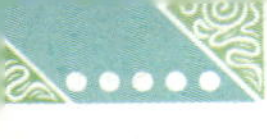

专家推荐的对症食疗方

急性肠炎

急性肠炎是夏秋季最常见的肠道疾病，多是由细菌及病毒等微生物感染所引起，其主要表现为腹痛、腹泻，大便呈水样，一天数次，并伴有恶心、呕吐、发热等，严重者可致脱水、电解质紊乱、休克等。多为急性发作，一般1～2天即可恢复。

豆汁百合面汤

材料 豆汁1000毫升，百合粉、莲子粉各15克，葱花适量。

调料 水淀粉、盐各适量。

做法

1. 先将豆汁放入砂锅内，用中火煮沸。
2. 将百合粉、莲子粉放进汤碗内，加适量水调成稀糊，倒入砂锅中搅匀再煮沸，加葱花、水淀粉、盐煮沸即可。

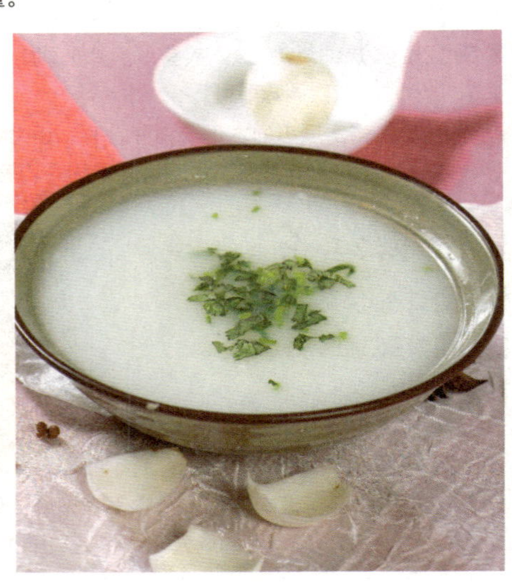

祛病功效 莲子性味甘平，入心、脾、肾。具有补脾止泻、益肾固精，养心安神等功效。注意腹满痞胀，或大便燥结者不宜食用。

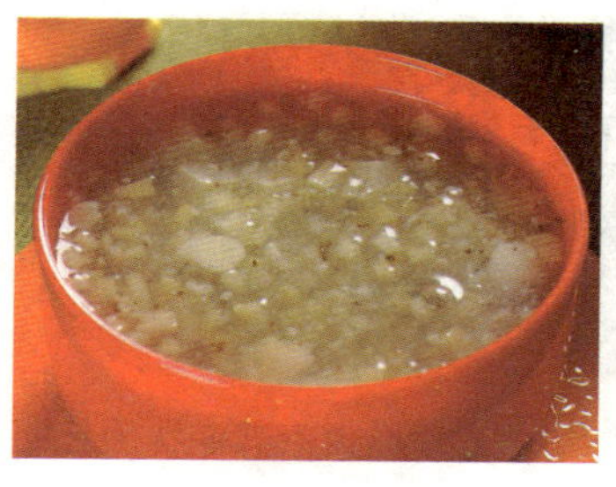

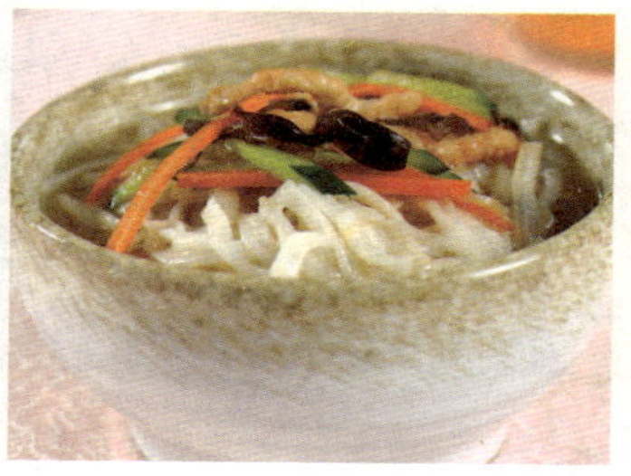

杏仁苹果豆腐羹

材料 豆腐3块，杏仁24粒，苹果1个，冬菇4朵。

调料 盐、植物油、白糖、味精、水淀粉各适量。

做法

1. 豆腐切块；冬菇泡发洗净，切碎，搅成蓉，和豆腐块、水一起入锅煮至滚沸，加上盐、植物油、白糖调味，再淋入水淀粉调成芡汁，制成豆腐羹。
2. 杏仁用温水泡一下，去皮；苹果洗净，去皮，切成粒，与杏仁搅匀。
3. 豆腐羹冷却后，加上杏仁、苹果粒、味精拌匀即可。

祛病功效 苹果中含有丰富的鞣酸、果胶、膳食纤维等特殊物质，加热后的鞣酸、果胶能起到收敛、止泻的作用能使大便内水分减少，从而达到止泻目的，缓解急性肠炎的症状。

肉丝汤面

材料 家常切面200克，猪瘦肉丝150克，水发黑木耳片50克，胡萝卜丝、黄瓜丝各100克，高汤、葱丝、姜丝各适量。

调料 植物油、酱油、料酒、盐各适量。

做法

1. 锅内倒水煮沸，放入切面煮熟，捞出，过凉，放碗中。
2. 另起锅倒植物油烧热，炒香葱丝、姜丝，放入猪瘦肉丝、胡萝卜丝炒至变色，加黑木耳片，放入料酒、高汤、酱油烧沸，放盐调味，放入黄瓜丝，盛入面碗中即可。

专家推荐的对症食疗方

慢性肠炎

常肠鸣且有痢疾倾向的疾病，称为慢性肠炎。其症状为长期慢性、反复发作的腹痛、腹泻及消化不良等症，重者可有黏液便或水样便。一旦肠鸣，马上如厕，不久就排出软便，为小肠炎。反之，虽然立即如厕，却难以排便，即所谓的里急后重，很可能是大肠炎。病程多在2个月以上。

▶红薯羹

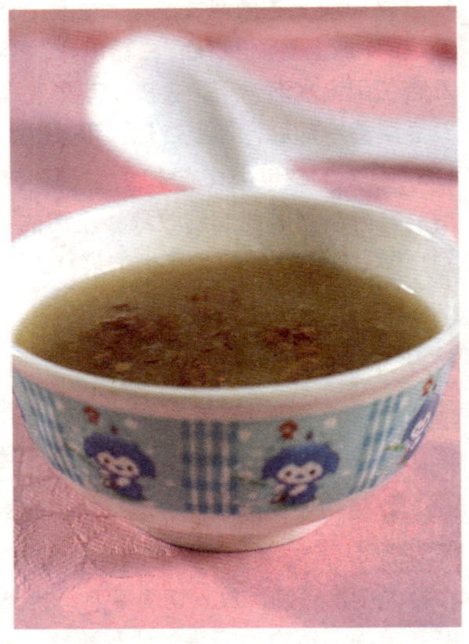

材料·红薯500克，红枣100克。

调料·冰糖、蜂蜜各适量。

做法·

1. 红薯洗净，去皮；红枣洗净，去核，切成碎末。
2. 红薯入锅隔水蒸熟，取出切成片。
3. 炒锅置大火上，加适量清水，放冰糖煮至溶化，放入红薯，煮至汁黏，加入蜂蜜，撒入红枣末搅匀，再煮5分钟即可。

祛病功效 红薯含大量食物纤维，可加强肠蠕动，其所含的维生素E参与胶原蛋白的合成，能促进溃疡面的愈合，而所含的胡萝卜素对上皮组织有良好的保护作用。

素馅荞麦蒸饺

材料 荞麦面250克，韭菜100克，鸡蛋1个，干虾仁10克，姜末适量。

调料 盐、味精、植物油、香油各适量。

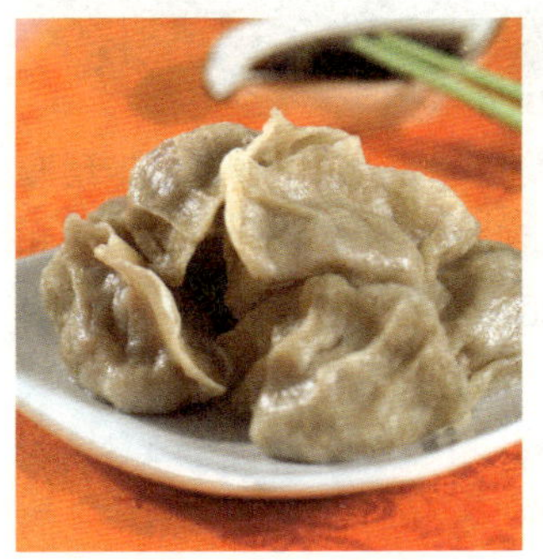

做法

1. 鸡蛋磕入碗内，打散，入锅用植物油煎成蛋饼，铲碎；韭菜择洗干净，切末；干虾仁用清水泡发，洗净，切末。
2. 将鸡蛋、虾仁、韭菜、姜末放入盆中，加盐、味精、香油拌匀，调成馅。
3. 荞麦面放入盆内，用温水和成面团，搓条，揪成剂子，擀成饺子皮，包入馅，收边捏紧，做成饺子生坯，放入烧沸的蒸锅用中火蒸 20 分钟即可。

祛病功效 荞麦又名净肠草，有清利肠道污物之效。故本方具有疏肝理气，扶脾止泻的作用，适合于肠炎缓解期服食。

山药红枣粥

材料 黄芪30克，山药、薏米各60克，大米100克。

调料 盐、味精各适量。

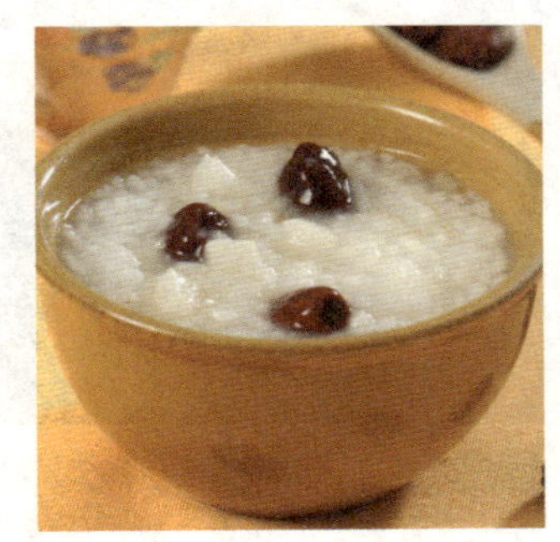

做法

1. 将黄芪洗净，切段，加水煎汁，去渣取汁 500 毫升；山药去皮，洗净，切片；大米、薏米分别洗净备用。
2. 锅内放入大米、薏米和黄芪汁，大火煮粥，将熟时，放入山药片，继续煮至粥熟，加盐、味精调味即可。

祛病功效 山药中所含的淀粉酶能分解蛋白质和碳水化合物，有人称之为“消化素”。中医认为，山药能益气健脾治本，芡实固涩。

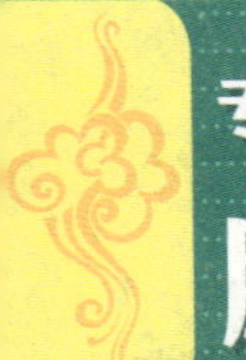

专家推荐的对症食疗方

肠癌

肠癌是位于升结肠、横结肠和直肠的恶性肿瘤，包括结肠癌和直肠癌。早期症状为大便次数增多、大便有黏液和脓血。到了晚期，当病变累及周围组织器官时，便会出现相应症状，如出现尿频、尿急和排尿困难，那时癌细胞可能侵犯到膀胱和前列腺等邻近组织。多发于30～50岁之间，且男性多于女性。

▶魔芋火烧

材料 魔芋粉100克，发酵粉500克，嫩花椒叶50克。

调料 盐、植物油各适量。

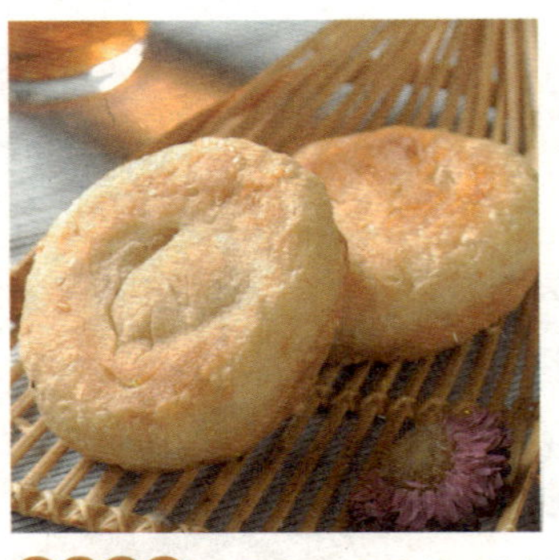

做法

1. 将花椒叶洗净，沥干水分剁成末，放进汤碗中，加盐、植物油拌匀稍腌备用。
2. 取发酵粉放面案上，用魔芋粉做面扑揉匀，下10个面剂各揉成面团，逐个按成扁圆皮，包上腌好的花椒叶，捏住口按成包馅的圆饼。
3. 将馅饼烙烤，待六成熟时，翻过另一面再烤至熟即可。

祛病功效 魔芋食用后消化吸收慢，大量可溶性植物纤维促进胃肠蠕动，可减少有害物质在胃、肠、胆囊中的滞留时间，有效地保护胃黏膜，清洁胃壁。魔芋中含有丰富的植物纤维素，可帮助活跃肠道功能，加快排泄体内有害毒素，预防和减少肠道系统疾病病变发生。

▶双色菜花

材料 菜花、西蓝花各100克，葱末、姜末各适量。

调料 植物油、香油、盐、味精各适量。

做法

1. 把菜花、西蓝花分别洗净，掰成块，入沸水中焯烫片刻。
2. 锅内加油烧热，放入葱末、姜末，炒出香味，放入菜花、西蓝花，加入盐、味精，翻炒片刻，淋上香油即可。

祛病功效 菜花中含有丰富的蛋白质、脂肪、碳水化合物、食物纤维、维生素和钙、磷、铁等矿物质。菜花食后极易消化吸收，适宜于中老年人、小孩和脾胃虚弱、消化功能不强者食用，并对预防肠胃疾病有较好的功效。

▶竹荪鱼卷

材料 干竹荪10个，鱼肉100克，干蘑菇5朵，葱丝、胡萝卜丝各适量。

调料 胡椒粉、酱油、玉米粉、盐各适量。

做法

1. 将竹荪浸泡好，去头和茎，切片；蘑菇洗净，切条；鱼肉洗净，切片。
2. 将鱼片加盐、胡椒粉和玉米粉混合均匀，裹好竹荪、蘑菇、胡萝卜丝和葱丝，卷成卷状，放入蒸屉中蒸熟，将酱油、盐淋在鱼卷上即可。

▶胡萝卜山药泥

材料 山药300克，胡萝卜100克。

调料 植物油、盐、香菜末各适量。

做法

1. 山药洗净，去皮，蒸熟，碾成泥；胡萝卜洗净，切丁，入沸水焯一下。
2. 锅内倒油烧至五成热，放入胡萝卜丁炒至熟，将山药泥下锅煸炒，放入盐调味，小火炒匀，撒上香菜末即可。

祛病功效 胡萝卜含有植物纤维，吸水性强，在肠道中体积容易膨胀，是肠道中的“充盈物质”，可加强肠道的蠕动，从而利膈宽肠，通便防癌。

专家推荐的对症食疗方

肠梗阻

肠内容物不能顺利通过肠道，称为肠梗阻，是外科常见的急腹症之一。症状表现为腹痛、呕吐、腹胀，无大便和无肛门排气，腹部可触及包块或者看到肠型。出现绞窄后可有反跳痛及肌紧张，严重者会出现休克。导致肠梗阻的原因：一是由于肠道内或肠道外器质性病变，此种肠梗阻为机械性的；二是由于肠蠕动功能不良使肠内容物不能正常传递运送所致，此种肠梗阻为功能性的。

▶蛋花番茄面

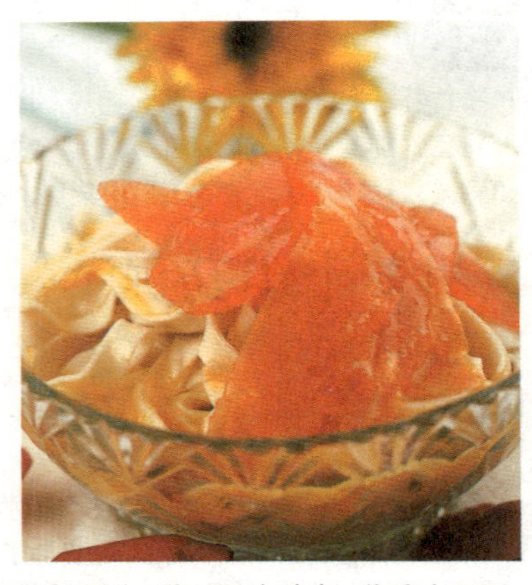

材料·宽面条150克，鸡蛋1个，番茄2个，葱末适量。

调料·植物油、鲜汤、盐、味精、白糖、胡椒粉、香油各适量。

做法·

1. 番茄洗净，切块；鸡蛋打入碗中，搅拌均匀成蛋液。
2. 锅内倒入适量植物油烧至五成热，炒香葱末，下入番茄块、白糖翻炒至汁红，倒入鲜汤煮沸。
3. 下入面条煮熟，加入盐、味精、胡椒粉调味，淋入蛋液稍煮，淋香油即可。

祛病功效 鸡蛋、番茄和面条里都含有丰富的蛋白质，此汤面可有效缓解腹痛、呕吐、腹胀症状。

白菜炒豆芽

材料 白菜250克，黄豆芽150克。

调料 植物油、盐、鸡精各适量。

做法

1. 白菜择洗干净，切丝；黄豆芽去杂，洗净。
2. 锅内放油烧热，放入黄豆芽煸炒至八成熟，加入白菜丝炒熟，加盐、鸡精调味即可。

祛病功效 黄豆芽富含膳食纤维，促进肠道蠕动，有利排便；白菜也富含膳食纤维，有通利肠胃的作用，此菜适于胃积热便秘患者食用。

肉松麦片粥

材料 麦片100克，肉松20克，核桃、腰果、花生仁各适量。

调料 白糖适量。

做法

1. 将核桃、腰果、花生仁洗净后放在净锅内小火烘熟，取出，研成碎末。
2. 锅置火上，放入麦片和适量清水，大火煮熟后，加入研碎的果仁、白糖、肉松，搅拌均匀即可。

祛病功效 核桃与荞麦同配伍，可健脾消食，用于饮食积滞，脾胃运化无力，腹胀腹痛等症状。

杏酪粥

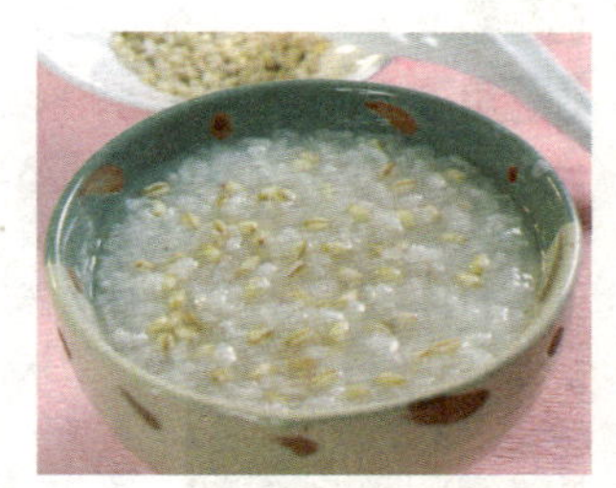

材料 浓杏酪50毫升，黄牛乳500毫升，大麦、大米各100克。

调料 盐、味精各适量。

做法

1. 大麦、大米分别洗净。
2. 锅置火上，放入大麦、大米、浓杏酪、黄牛乳，大火熬至大米、大麦熟烂，加盐、味精调味即可。

最佳养胃护肠食谱推荐

参苓粥

材料 人参5克（或用党参15克），茯苓15克，生姜3克，大米100克。

调料 冰糖适量。

做法

将人参、生姜切片，茯苓研成粗末，浸泡 30 分钟后煎取药汁共 2 次，将 2 次药汁混合后分早晚 2 次同大米煮粥，待粥熟时，放入适量冰糖调味即可。

专家告诉你 人参可益气补虚、健脾养胃；茯苓可健脾利湿。此粥有益气补虚、开胃消食功效，因脏腑虚损，消化功能下降的癌症患者也可食用。有内热烦躁的患者不宜食用。

木瓜炖排骨

材料 猪排骨、木瓜各400克，葱段、姜片各适量。

调料 高汤、盐、味精、胡椒粉、植物油、香油、花椒、大料各适量。

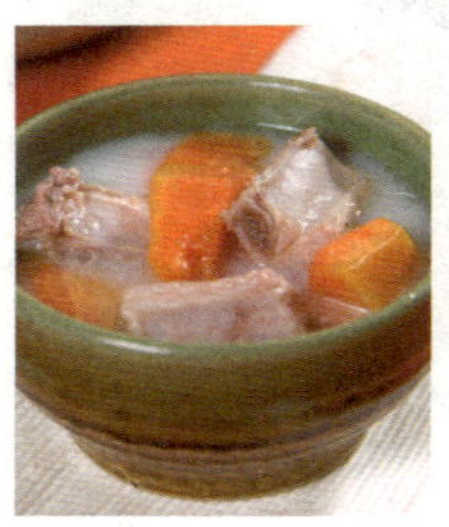

做法

1. 排骨洗净，剁寸段，入沸水锅中焯烫，捞出，冲净浮沫，沥干水分；木瓜洗净，去皮、子，切滚刀块备用。
2. 锅中植物油烧至五成热，下入葱段、姜片、花椒、大料炝锅，放入排骨段，加入高汤，加入盐、胡椒粉调味，小火焖至排骨熟烂，放入木瓜块继续炖 5 分钟，加入味精调味，淋入香油即可。

▶鲫鱼木瓜汤

材料 鲫鱼300克，木瓜片200克，葱末、姜末、香菜段各适量。

调料 高汤、盐、味精、胡椒粉、香油、植物油各适量。

做法

1. 鲫鱼处理洗净，在鱼腹两侧各划几刀。

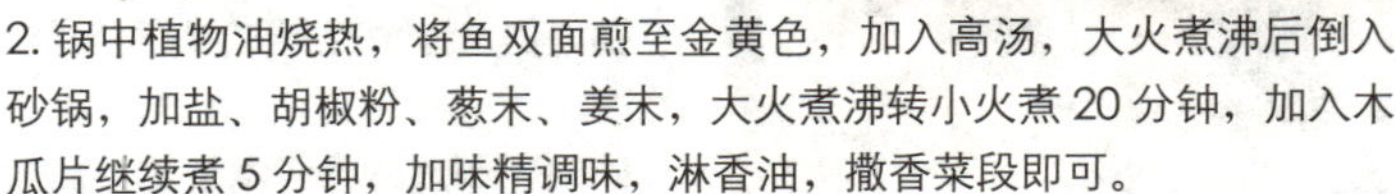

2. 锅中植物油烧热，将鱼双面煎至金黄色，加入高汤，大火煮沸后倒入砂锅，加盐、胡椒粉、葱末、姜末，大火煮沸转小火煮20分钟，加入木瓜片继续煮5分钟，加味精调味，淋香油，撒香菜段即可。

专家告诉你 木瓜性平、微寒，味甘，归肝、脾经，助消化之余还能消暑解渴，可用于消化不良症。但是下部腰膝无力，由于精血虚、真阴不足者不宜用。积滞多者不宜多用。

▶姜桂炖猪肚

材料 姜20克，猪肚250克，葱适量。

调料 肉桂、料酒、胡椒粉、盐各适量。

做法

1. 姜洗净，切片；猪肚洗净，切片；肉桂洗净，剁1厘米见方的块；葱洗净，切碎备用。

2. 将猪肚片、姜片、葱花、肉桂块、料酒、胡椒粉放入炖锅内，加适量水，大火煮沸，再用小火炖50分钟，加入盐调味即可。

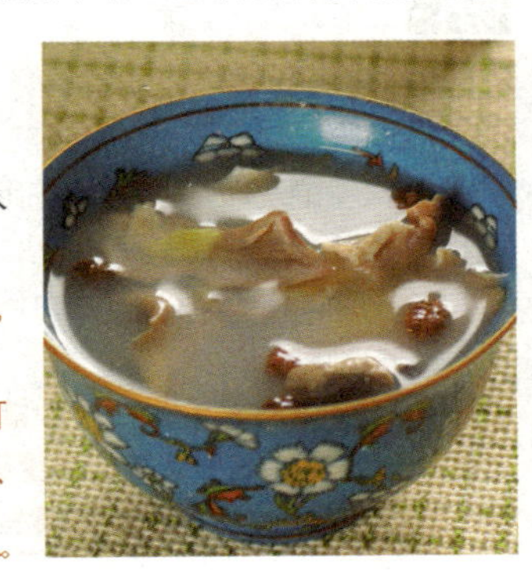

专家告诉你 猪肚性甘，微温，无毒，可补虚损、健脾胃，可治脾虚少食，便溏腹泻。常配其他的食疗药物，可配伍姜片、党参、白术、薏苡仁、莲子、陈皮煮熟食。

豆腐海带煲

材料 豆腐300克，海带100克，海米15克，姜丝、葱段各适量。

调料 盐、植物油各适量。

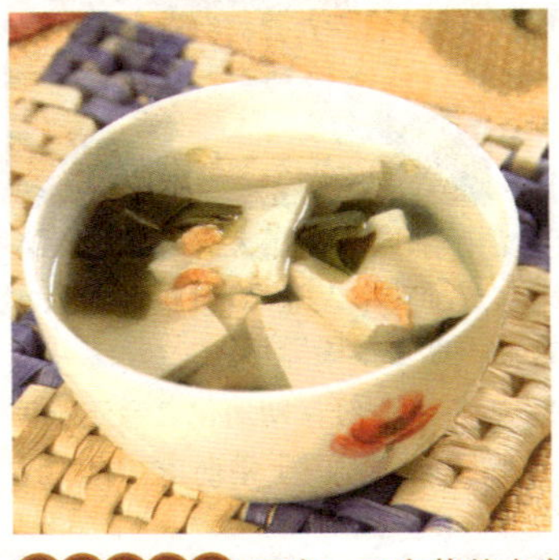

做法

1. 豆腐切成厚片，焯水，过凉；海带用温水浸泡，洗净，切成菱形片，焯水；海米用温水泡软。
2. 锅内倒入植物油烧热，煸香姜丝、葱段。
3. 砂锅内倒入适量清水烧沸，放入海带片、豆腐片、海米，煮沸后小火煮半小时，加盐、葱段、姜丝调味，再煮 10 分钟即可。

专家告诉你 豆腐：豆腐营养丰富，含有铁、钙、磷、镁等人体必需的多种微量元素，还含有糖类、植物油和丰富的优质蛋白，可补中益气、清热润燥、生津止渴、清洁肠胃。适于热性体质、肠胃不清、热病后调养者食用。

清晨养胃汤

材料 红枣50克，蚕蛹20个。

调料 白糖适量。

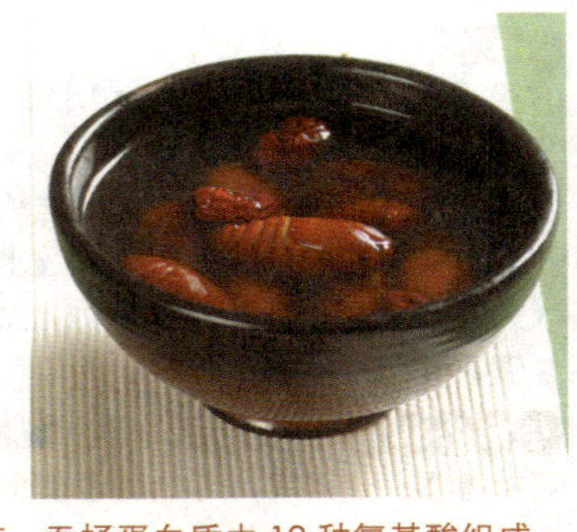

做法

1. 将红枣、蚕蛹洗净，一起入锅备用。
2. 锅内加水，大火煮沸后，改小火煮 15 分钟，过滤，取汁液放入大碗，加入白糖调味即可。

专家告诉你 蚕蛹的蛋白质含量高，蚕蛹蛋白质由 18 种氨基酸组成，其中人体必需的 8 种氨基酸含量都很高，本品可养胃健脾，润肺生津。脚气病人、对鱼虾过敏的人禁食蚕蛹。

▶腐竹银杏猪肚汤

材料· 猪肚1个，腐竹100克，银杏仁、薏米各适量，荸荠6个。

调料· 盐、淀粉各适量。

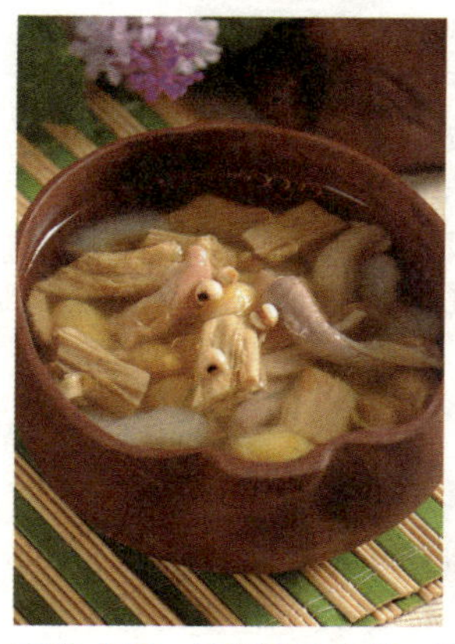

做法·

1. 腐竹洗净，切段；银杏去壳、去心，用开水浸一会去衣；薏米洗净，用水泡2小时；荸荠去皮，去蒂，洗净，切片。
2. 将猪肚内壁脂肪除去，用盐、淀粉揉捏擦匀，用清水冲洗，然后重复揉捏冲洗数次，用开水煮片刻，用清水漂洗干净，切丝。
3. 砂锅内加适量水，用大火烧开后放入猪肚丝、腐竹、银杏仁、薏米，改用中火煮3小时，加盐调味即可。

专家告诉你 猪肚富含蛋白质、脂肪、糖类、维生素及钙、磷、铁等矿物质，具有补虚损、健脾胃的功效，适宜气血虚损、身体瘦弱者食用。本品有健脾开胃、滋阴补肾、去湿消肿的作用，而且补而不燥。

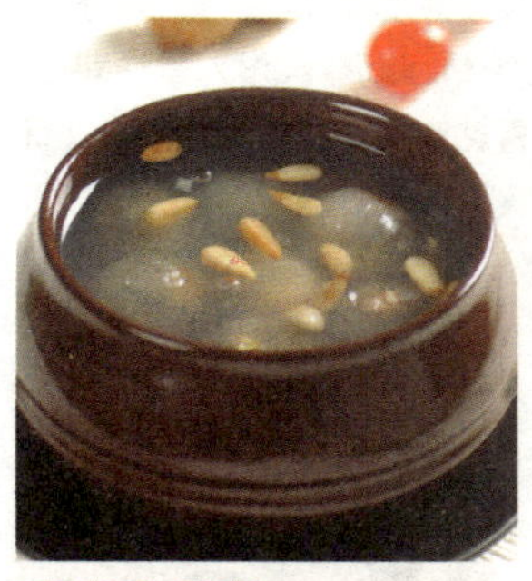

▶桂圆松子仁汤

材料· 桂圆40克，松子仁20克。

调料· 白糖适量。

做法·

1. 将桂圆去壳后洗净；松子仁洗净备用。
2. 将桂圆、松子仁一起放入锅中，加适量水，用中火烧开，改用小火煮10分钟，加白糖稍煮即可。

专家告诉你 桂圆含葡萄糖、蔗糖和维生素A、B族维生素等多种营养素，桂圆肉能补脾益胃、养血安神、益心补气；松子仁能滋阴、熄风、润肺。

▶红薯芥菜汤

材料 红薯、芥菜各200克。

调料 盐、味精各适量。

做法

1. 红薯连皮洗净，切细条；芥菜洗净，分开叶肉与叶柄备用。
2. 把红薯放入锅内，加清水适量，煮沸后放芥菜叶柄，煮至红薯熟后，再放芥菜叶肉，煮3分钟，加盐、味精调味即可。

专家告诉你 芥菜是肉质草本植物，有利尿、降压、加强肠道蠕动的作用；红薯所含的纤维素和果胶能促进肠胃健康。

▶紫菜南瓜汤

材料 老南瓜100克，紫菜10克，虾皮20克，鸡蛋1个。

调料 植物油、黄酒、醋、味精、香油、盐各适量。

做法

1. 紫菜泡发，洗净；鸡蛋打入碗内搅匀；虾皮用黄酒浸泡；南瓜去皮、瓤，洗净，切块。
2. 锅置火上，倒植物油烧热，加适量的清水，放入虾皮、南瓜块，煮30分钟。
3. 加入紫菜，煮10分钟后，淋入蛋液，加盐、味精、醋调味，淋入香油即可。

专家告诉你 南瓜中所含的果胶可以保护胃黏膜免受粗糙食品刺激，促进溃疡愈合，适宜于胃病患者。

▶鸡内金糖饼

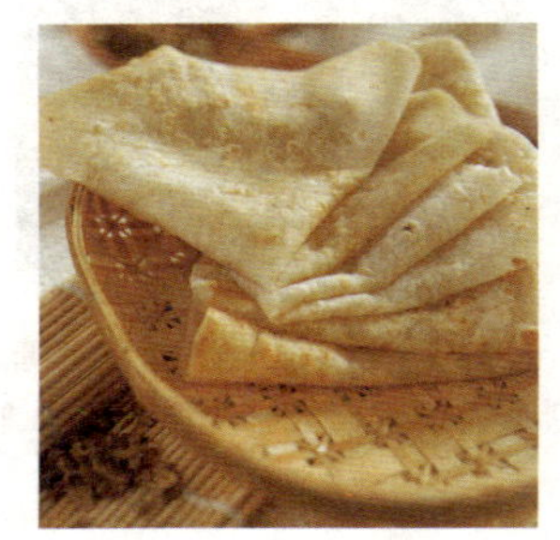

材料 生鸡内金90克，面粉250克。

调料 白糖10克。

做法

1. 将鸡内金研为极细末；将面粉、鸡内金末，再加白糖一起混合，加适量水和成面团。
2. 面团做成饼坯，烙成小饼即可。

牛肉杂菜汤

材料 牛肉150克，鸡蛋2个，蘑菇、西芹、番茄、西蓝花各50克。

调料 盐、酱油、荸荠粉、白糖、香油、味精、胡椒粉、姜片各适量。

做法

1. 牛肉洗净，切片；鸡蛋磕入碗中，加酱油、荸荠粉、白糖搅匀，放入牛肉片腌15分钟；蘑菇、番茄洗净，切片；西芹去叶，洗净，切段；西蓝花掰成小块，洗净；将蘑菇、西芹、西蓝花放入沸水中，焯至半熟捞起。
2. 锅内加适量清水煮沸，放姜片、牛肉片、蘑菇、番茄、西芹、西蓝花煮至熟，加入盐、味精、胡椒粉调味，淋入香油即可。

专家告诉你 中医认为，牛肉有补中益气、滋养脾胃、强健筋骨、止渴止涎的功效。寒冬食牛肉，有暖胃作用，为寒冬补益佳品。

早晚养胃粥

材料 大米50克，莲子20克，红枣10枚。

调料 盐适量。

做法

1. 莲子用温水泡软、去心；大米、红枣洗净。
2. 将莲子、大米一起放入锅内，加适量清水，大火煮开后，小火熬煮成粥，加少许盐调味即可。

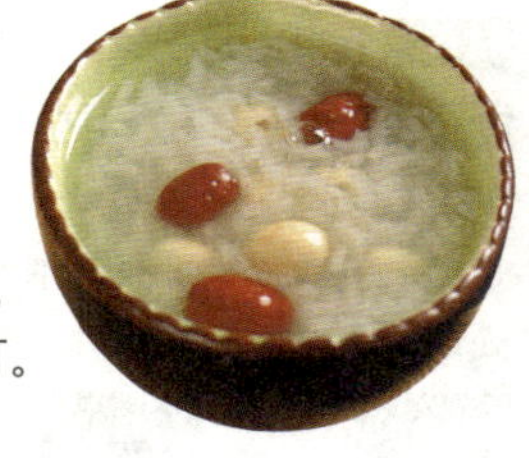

鸭粥

材料 青头雄鸭1只，大米100克，葱白3根。

做法

1. 将青头雄鸭宰杀，除去毛及内脏，洗净，去骨，切成细丝；葱白洗净，切段备用。
2. 锅置火上，放入鸭肉，炖至鸭肉八分熟，加入大米、葱白段煮成粥。

专家告诉你 鸭汤和大米煮粥，具有健脾和胃的作用；鸭肉含丰富的蛋白质、脂肪及维生素 B_1、烟酸、无机盐等，可滋补身体，增强营养。

▶桂圆莲子粥

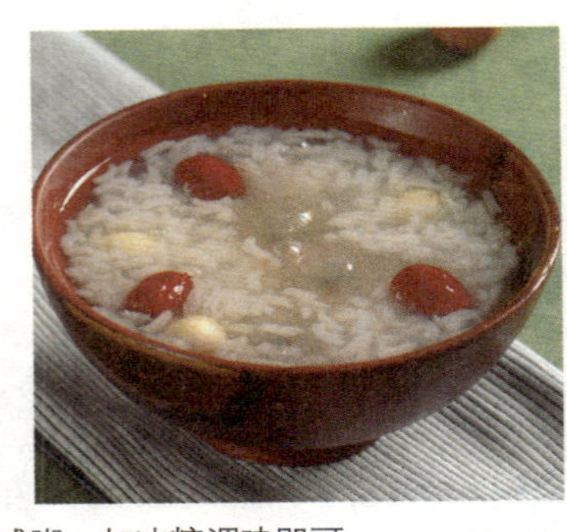

材料 圆糯米60克，桂圆肉10克，去芯莲子20克，红枣10枚。

调料 冰糖适量。

做法

1. 莲子洗净，泡发；红枣洗净，去核；圆糯米洗净，在水中浸泡1小时。
2. 莲子与圆糯米加适量水，小火煮40分钟，加入桂圆肉、红枣再熬煮成粥，加冰糖调味即可。

专家告诉你 糯米富含B族维生素，能温暖脾胃，补益中气，对脾胃虚寒、食欲不佳、腹胀腹泻有一定缓解作用。有感冒现象者，不适合吃桂圆，易导致上火。

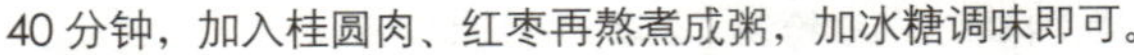

▶板栗猪肚汤

材料 猪肚、鲜墨鱼、熟板栗各150克，葱花、姜末、香菜末各适量。

调料 鸡汤800毫升，盐、料酒、胡椒粉各适量。

做法

1. 猪肚洗净，切成长方形，用碱水浸泡片刻，换清水漂去碱味；鲜墨鱼处理干净，切花刀备用。

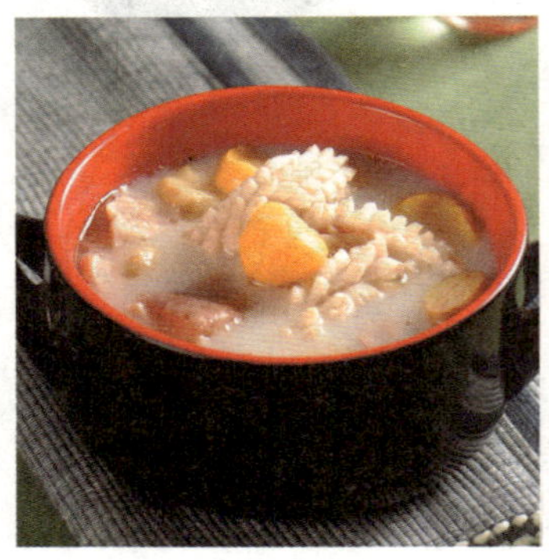

2. 在鸡汤中加板栗煮熟，加盐调味后盛出；另起锅加水，烧至八成热时，将猪肚片、墨鱼焯水后，放入鸡汤碗内，加葱花、姜末、料酒，撒入香菜末、胡椒粉装盘即可。

专家告诉你 猪肚含有蛋白质、脂肪、碳水化合物、维生素及钙、磷、铁等营养素，具有补虚损、健脾胃的功效，适宜气血虚损、身体瘦弱者食用。

乳鸽疗疳方

材料 乳鸽1只，党参15克，黄芪、白术各10克。

调料 盐适量。

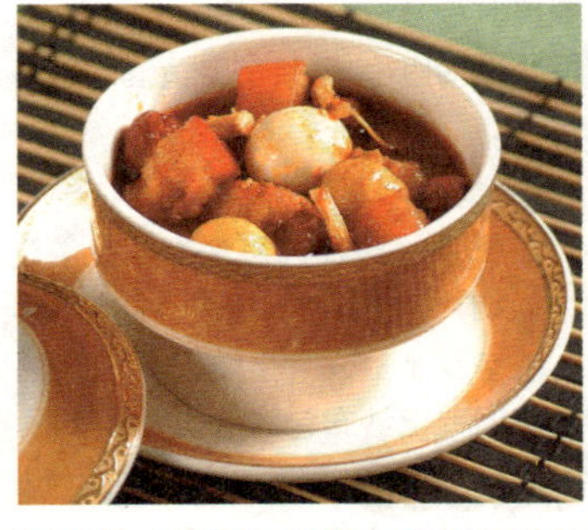

做法

1. 将乳鸽用沸水烫一下处理干净，入沸水中焯去血水。
2. 党参、黄芪、白术用2～3层纱布包好。
3. 取砂锅加适量水，放入乳鸽及药包，置武火上煮沸，改文火炖至鸽肉烂熟，去药包，加盐调味即可。

专家告诉你 适用于小儿疳积、气血两虚者。吃鸽肉，喝汤。每3天1剂，连服4剂为1疗程。

宫保鸡丁

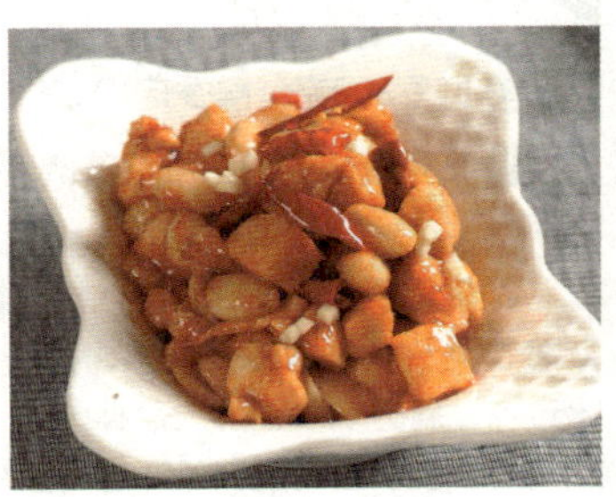

材料 鸡肉800克，干红辣椒段、蒜末、花生仁、鸡蛋清各适量。

调料 植物油、盐、干淀粉、酱油、料酒、味精、白糖、醋、水淀粉、香油各适量。

做法

1. 鸡肉去骨，切成碎丁，用鸡蛋清、盐、干淀粉腌拌均匀备用。
2. 锅内倒入植物油烧热，放入鸡丁炸熟，捞起沥油；再放入花生仁炸熟，捞出沥油；锅中留少许底油，放入干辣椒段、蒜末，再放入鸡丁翻炒至熟。
3. 最后放入酱油、料酒、味精、白糖、醋、蒜末、香油炒均匀，用水淀粉勾芡；起锅前加入花生仁炒匀即可。

专家告诉你 鸡肉肉质细嫩，蛋白质的含量比例很高，有滋补养身的作用，而且消化率高，很容易被人体吸收利用，有增强体力、强壮身体的作用。花生不宜与黄瓜、螃蟹同食，否则易导致腹泻；花生不可与香瓜同食。

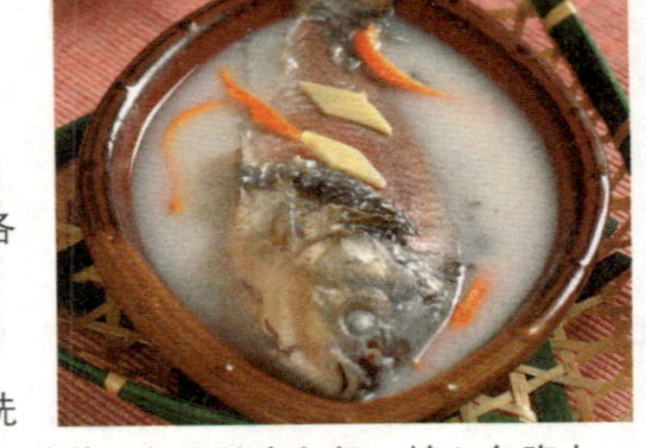

清炖鲫鱼

材料 鲫鱼1条，橘皮10克，姜、葱段各适量。

调料 胡椒、吴茱萸、黄酒、盐各适量。

做法

1. 将鲫鱼去鳞及内脏洗净；生姜洗净，切片；将姜片、橘皮、胡椒、吴茱萸一起用纱布包好，填入鱼腹内。
2. 在鱼身上放几片生姜，加入黄酒、盐、葱段、适量水，隔水清蒸30分钟，食用时取出纱布包即可。

专家告诉你 鲫鱼营养价值极高，有健脾利湿、和中开胃、活血通络、温中下气之功效，对脾胃虚弱有很好的食疗效果。

香菇豆角

材料 豇豆300克，鲜香菇100克。

调料 芝麻酱、香油、盐、白糖、味精各适量。

做法

1. 将香菇用温水泡发，洗净，切成细丝；豇豆择洗干净备用。
2. 将香菇放入开水锅内烫熟，捞出控水；豆角下入开水锅内焯熟透，捞出过凉，斜刀切段，加入盐拌匀。
3. 将香菇丝、豆角丝、芝麻酱、少许水、白糖、味精、盐一起搅拌均匀，淋上香油即可。

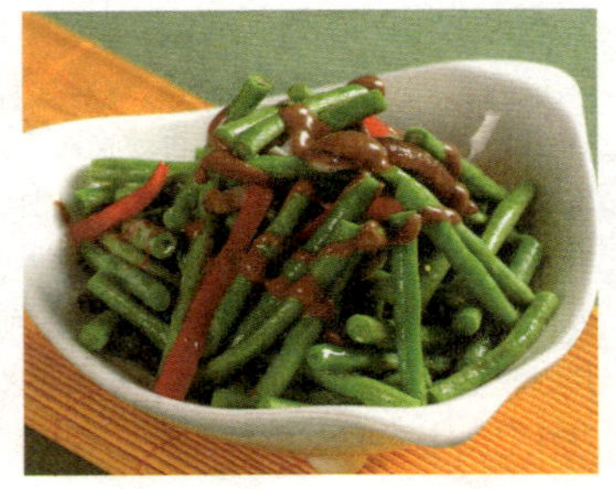

专家告诉你 豇豆含有丰富的优质蛋白质、碳水化合物及多种维生素、微量元素等，其所含B族维生素能维持正常的消化腺分泌和胃肠道蠕动的功能，抑制胆碱酶活性，可帮助消化，增进食欲。豇豆多食则气滞，故气滞便结者应慎食豇豆。

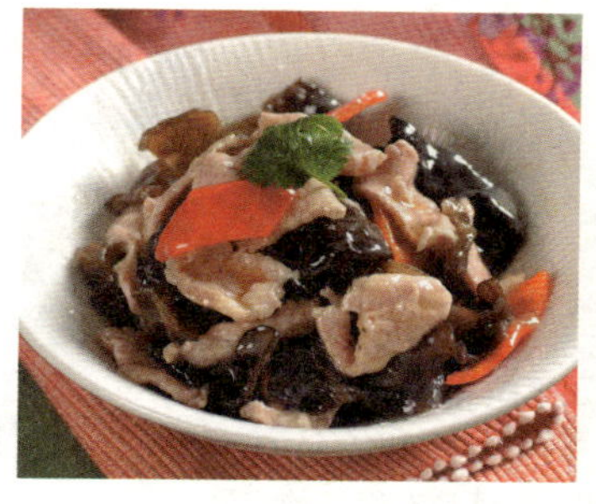

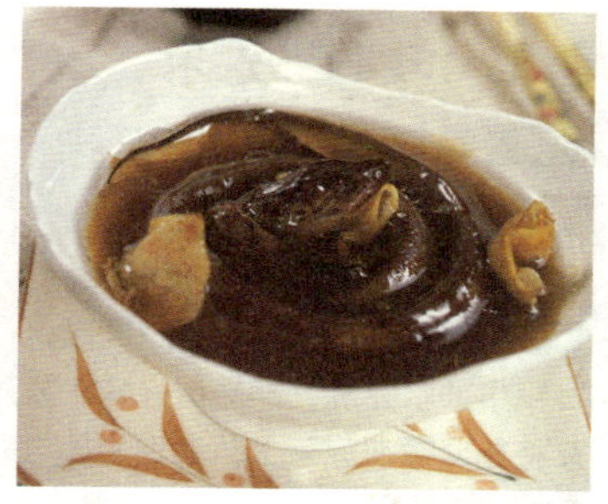

木耳炒肉片

材料 干黑木耳15克，猪瘦肉60克。

调料 清汤、盐、植物油各适量。

做法

1. 将黑木耳用温水泡发洗净，去蒂，撕成小朵。
2. 猪瘦肉洗净，切片备用。
3. 锅中放油烧热，加肉片炒两分钟后，加入黑木耳同炒至熟，加清汤、盐，焖烧 5 分钟即可。

专家告诉你 黑木耳可益胃滋肾、调理中气，与猪瘦肉合用，可补益脾胃。

内金蒸黄鳝

材料 黄鳝1条，鸡内金6克。

调料 盐、酱油、味精各适量。

做法

1. 取黄鳝剖腹取出其内脏，剥去骨刺，洗净备用。
2. 鸡内金打碎，塞于鳝鱼腹中，取蒸锅注入适量水。
3. 将鳝鱼盘置于瓷碗内，入蒸锅，加盖蒸 1 小时。
4. 待熟后取出，放酱油、盐、味精调味即可。

专家告诉你 黄鳝味甘，性温，入肝、脾、肾经，补虚损。本品能大补气血，适用于气血虚弱之小儿疳积患者。每天 1 次，连服数天。

▶香油拌菠菜

材料 菠菜250克，熟白芝麻5克。

调料 香油、盐各适量。

做法

1. 菠菜择洗干净，用手拧成两段。
2. 锅中加水煮沸，加盐调好味，放入菠菜焯烫后，盛出装盘。
3. 将芝麻撒在菠菜上，淋香油拌匀即可。

专家告诉你 此菜有显著的滑肠作用，对便秘有很好的疗效。

▶土豆莲藕汁

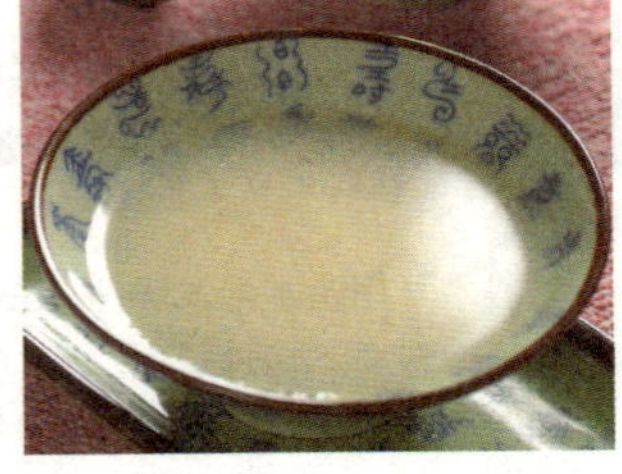

材料 土豆200克，莲藕100克。

调料 蜂蜜15克。

做法

1. 土豆洗净，去皮，莲藕洗净，均切成小块备用。
2. 将土豆与莲藕一同下入沸水锅内煮熟，放入搅拌机中搅成糊状，将土豆莲藕汁倒入杯中，加入冰块和凉开水搅匀，放入蜂蜜调味即可。

专家告诉你 莲藕中含有大量的维生素 C 和膳食纤维，对于便秘有辅助治疗作用。

▶姜韭牛奶羹

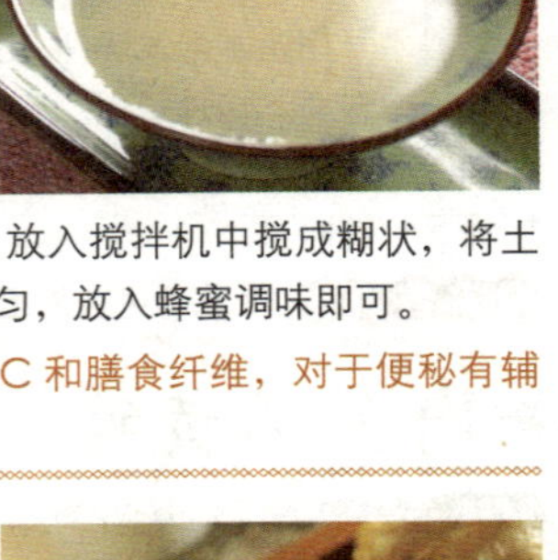

材料 韭菜250克，生姜25克，牛奶250毫升或奶粉2汤匙。

做法

1. 韭菜、生姜洗净，切碎，捣烂，以洁净纱布绞取姜汁，放入锅内。
2. 姜汁中再加牛奶或奶粉，加适量水，加热煮沸即可。

专家告诉你 适用于胃寒型胃溃疡、慢性胃炎、胃脘疼痛、呕吐、恶心等症。

决明子蜂蜜饮

材料 决明子10~15克。

调料 蜂蜜20毫升。

做法

1. 将决明子入炒锅，小火炒至微微发黄，盛出稍凉。
2. 将决明子捣碎加适量清水煎煮10分钟左右，拌入蜂蜜搅匀后饮用。

专家告诉你 决明子润肠缓泻，用于治疗肠燥便秘。蜂蜜补肾脾、润肠、润肺，利于通便。每日1剂，早晚服。大便稀溏、易于腹泻者不宜服用。

首乌红枣粥

材料 何首乌50克，红枣3颗，大米100克。

调料 冰糖30克。

做法

1. 先将何首乌加水入砂锅煎取浓汁，去渣，与淘洗干净的大米、红枣一同入锅，加适量水。
2. 先用大火烧沸，加冰糖转用小火熬煮成稀粥即可。

专家告诉你 何首乌味甘、涩，性微温，能补肝肾、益精血，有促进肠管蠕动、促进红细胞生成、增强免疫功能、降低血糖的作用；红枣可健脾养胃，润肠。二者同煮粥，对便秘者有较好的食疗功效。适用于便秘、老年性高血压、血管硬化、阴血亏损、大便干燥等症。每日服1剂，分数次食用。大便稀薄者不宜服用。

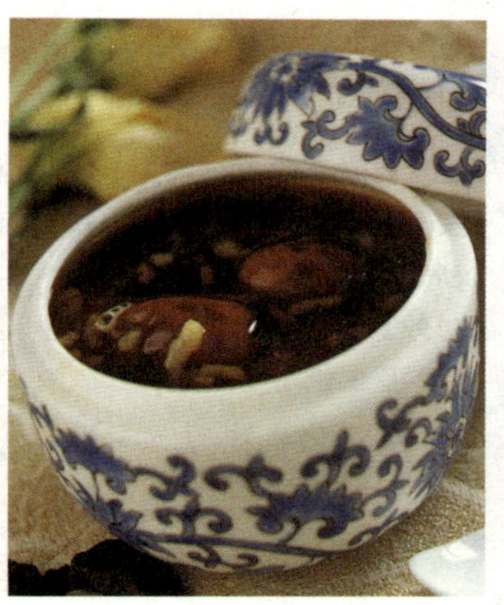

胃肠病特效穴位按摩

massage.01

按揉四白穴

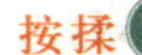
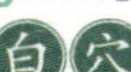
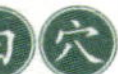

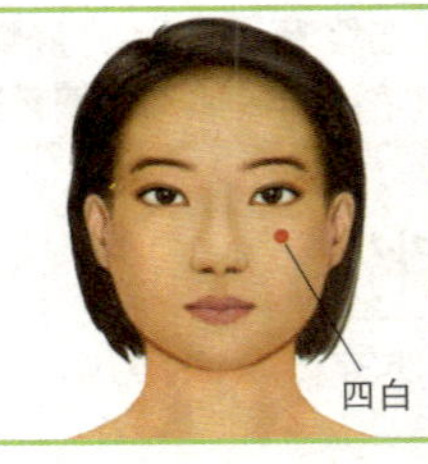

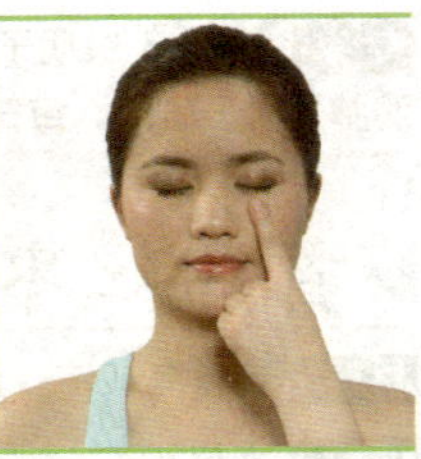

【位置】目正视，瞳孔直下，当眶下孔凹陷中。

【按摩方法】将食指指腹按于四白穴处，待出现酸胀感时，由轻渐重，边按边揉，使酸胀感传导扩散到眼区，时间约 2 分钟。

【功效】四白穴能调节胃运动功能，经常按摩此穴可改善消化不良、胃炎、胃痉挛、胃酸分泌失调等症。

massage.02

掐按神门穴

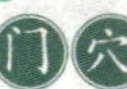

【位置】掌心向上，腕关节靠小指侧之腕横纹上。

【按摩方法】一手拇指尖掐按对侧神门穴约 1 分钟，左右手交替进行，以局部有酸胀感为佳。

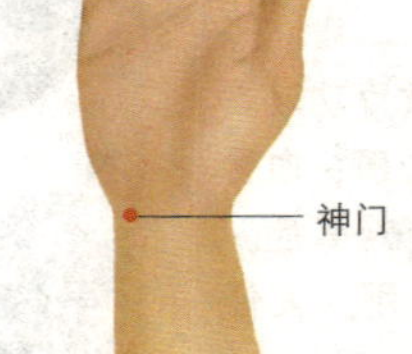

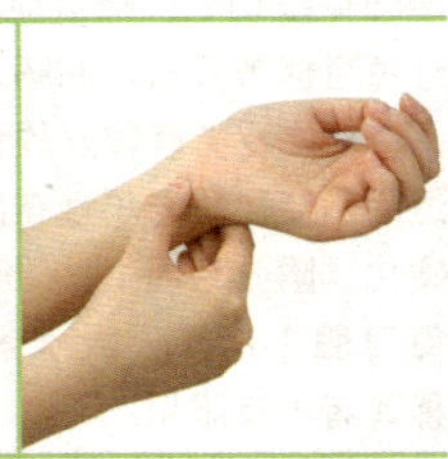

【功效】经常按摩此穴可以提高消化系统功能，加速肠胃蠕动，从而达到治疗便秘的效果。

massage.03

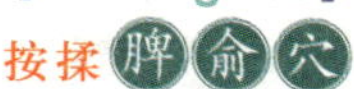

按揉脾俞穴

【位置】第 11 胸椎棘突下旁开 2 横指处或是将两臂伸直紧贴身体，两肘尖连线的中点即为第 11 胸椎。

【按摩方法】被按摩者俯卧在床上，按摩者用两手拇指按在左右脾俞穴位上（其余四指附着在肋骨上），按揉约 2 分钟，至局部有酸胀感为佳。

【功效】治疗腹胀、腹泻、呕吐、痢疾、便血等脾胃肠道疾病。

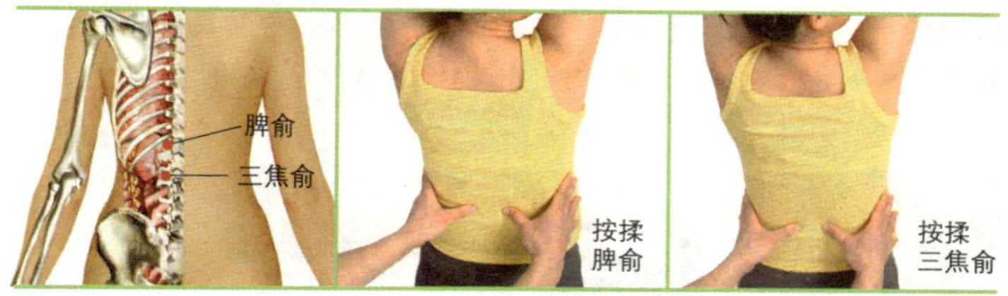

massage.04

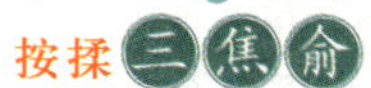

按揉三焦俞

【位置】位于腰部，第 1 腰椎棘突下旁开 2 横指宽处，左右各一穴。

【按摩方法】被按摩者俯卧，按摩者用两手大拇指顺时针方向按揉三焦俞约 2 分钟，然后逆时针方向按揉约 2 分钟，以局部有酸胀感为佳。

【功效】经常按摩此穴可治疗肠鸣、腹胀、呕吐、泄泻、痢疾、腹痛等症。

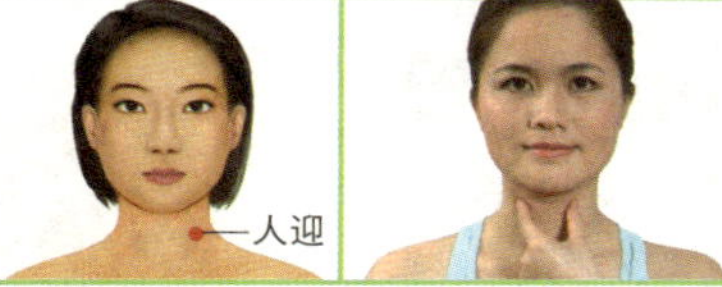

massage.05

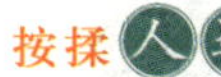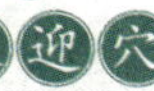

按揉人迎穴

【位置】喉结旁开约 2 横指。

【按摩方法】取端坐位，用拇、食二指分别按揉颈两侧的人迎穴 2 分钟，手法宜轻柔，以局部有酸胀感为度。

【功效】人迎穴属足阳明胃经经穴，有疏通经络、条达气血、和胃降逆的作用。经常按摩此穴可改善呕吐、呃逆、胃痛、胃痉挛等症。

massage.06

按揉滑肉门

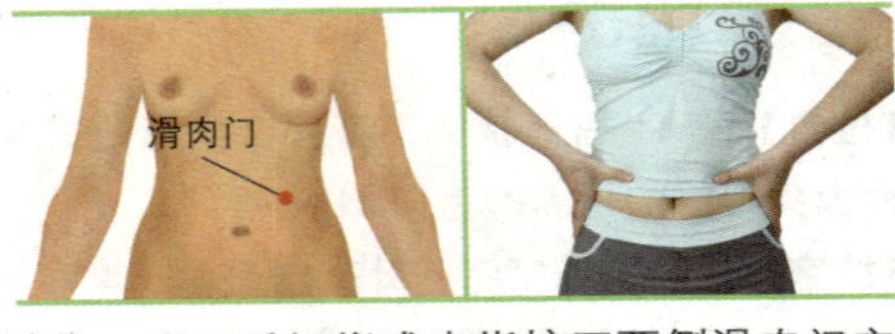

【位置】肚脐上 1 大拇指宽，再往两旁约 3 横指宽处。

【按摩方法】取坐位或仰卧位，用双手拇指或中指按压两侧滑肉门穴半分钟，再顺时针方向按揉 2 分钟，以局部感到酸胀并向整个腹部发散为好。

【功效】滑肉门具有调理胃肠，止呕豁痰的作用，经常按摩此穴可改善胃痛、呕吐、癫狂、腹胀、腹痛、腹水、慢性胃肠炎等症。

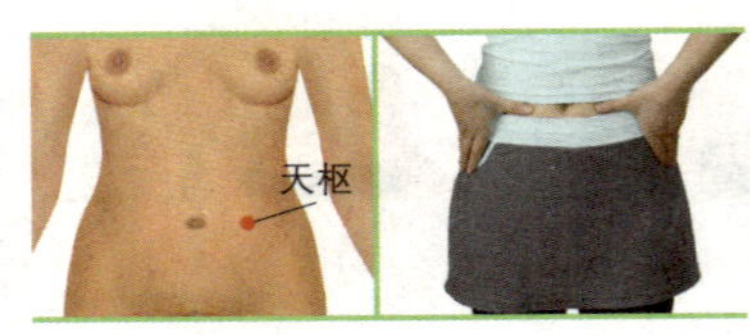

massage.07

按揉天枢穴

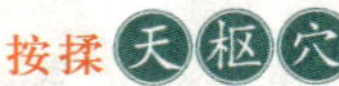

【位置】肚脐两侧约 2 横指宽处。

【按摩方法】取坐位或仰卧位，用双手拇指或中指按压同侧天枢穴半分钟，然后顺时针方向按揉 2 分钟，以局部感到酸胀并向整个腹部放散为好。

【功效】经常按摩此穴可促进小肠运动，增加脂肪代谢，治疗腹痛、腹胀、便秘、腹泻、痢疾等症。

massage.08

按揉水道穴

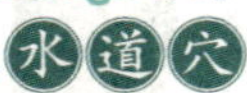

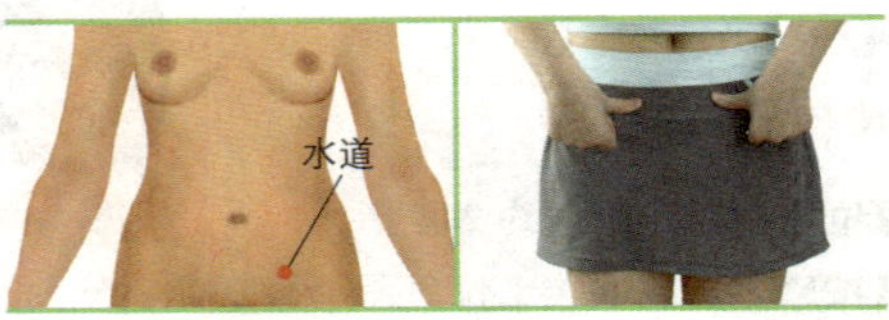

【位置】脐中下 3 寸，前正中线旁开 2 寸。

【按摩方法】取坐位或仰卧位，用双手拇指按压两侧水道穴半分钟，再顺时针方向按揉 2 分钟，以局部感到酸胀并向整个腹部发散为好。

【功效】经常按摩此穴可改善小腹胀满、腹泻或便秘等症。

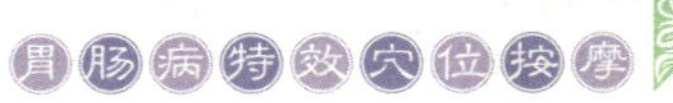

massage.09

按揉气冲穴

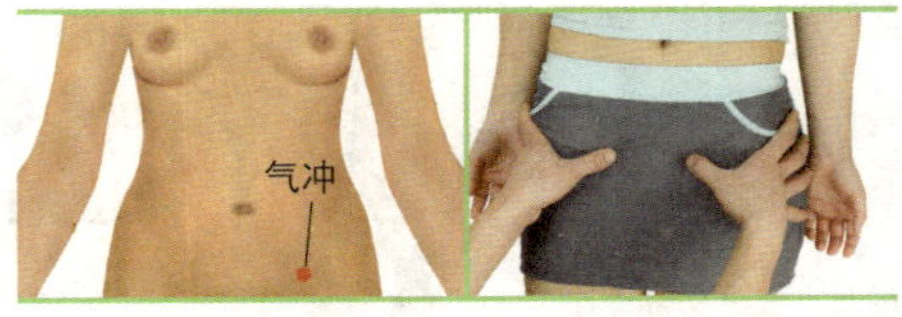

【位置】大腿根部，腹股沟能摸到动脉波动处。

【按摩方法】被按摩者仰卧，按摩者用两手大拇指顺时针方向按揉气冲穴约 2 分钟，然后逆时针方向按揉约 2 分钟，以局部有酸胀感为佳。

【功效】经常按摩此穴可改善肠鸣、腹胀、腹痛、便秘、肠炎等症。

massage.10

按揉归来穴

【位置】在下腹部，把肚脐和耻骨联合连线 5 等分，耻骨联合上 1 等分处旁开 2 横指宽处。

【按摩方法】取坐位或仰卧位，双手中指分别按在两侧归来穴上，先顺时针方向按揉 2 分钟，再点按半分钟，以局部感到酸胀并向整个腹部发散为好。

【功效】归来位于小腹部，属手阳明胃经，经常按摩此穴能调理胃肠，疏通腑气。

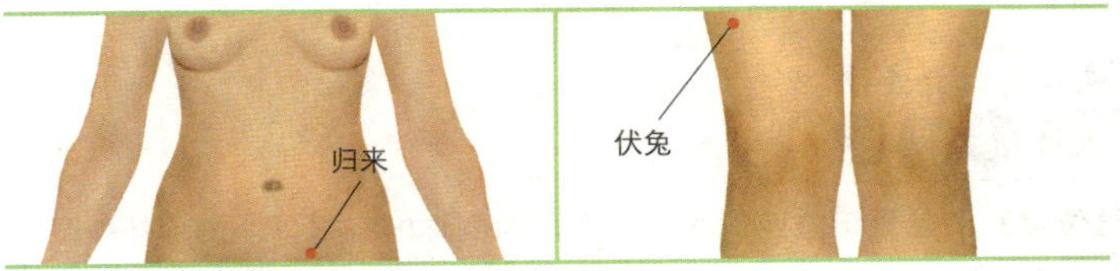

massage.11

按揉伏兔穴

【位置】在髌骨外上缘上 8 横指处。

【按摩方法】取坐位，将双手拇指指腹分别放在两侧伏兔穴上，用力按揉 2 分钟，以局部有酸胀感为度。

【功效】此穴属足阳明胃经的经穴，经常按摩此穴可改善腹痛。

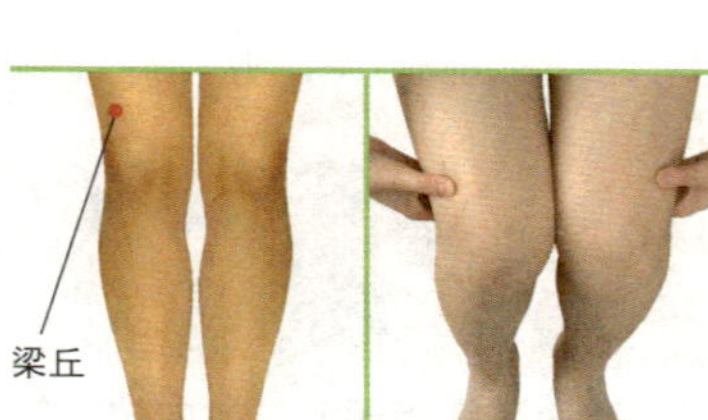

massage.12

按揉梁丘穴

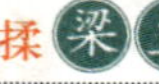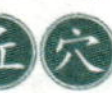

【位置】屈膝，髌骨外上缘上 2 寸处。

【按摩方法】取坐位，屈膝，用双手拇指指尖压迫约 1 分钟能立止，如还不止，再向外按揉 2 分钟。

【功效】经常按摩此穴可改善消化系统疾病，如胃痉挛、胃炎、腹泻、呕吐等症。

massage.13

点按足三里

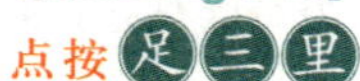

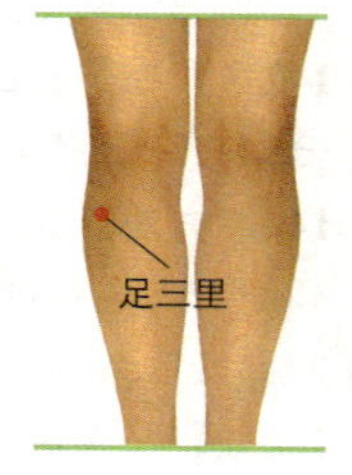

【位置】胫骨外侧，在膝盖下方约 4 横指宽处。

【按摩方法】被按摩者仰卧或膝盖稍屈曲，按摩者用拇指顺时针方向按揉足三里约 2 分钟，然后逆时针方向按揉约 2 分钟，以局部感到酸胀为佳。

【功效】经常按摩此穴可改善食欲不振、腹泻、腹痛、便秘、呕吐等症。

massage.14

点揉膝眼穴

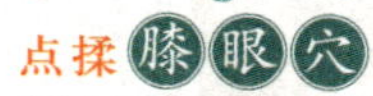

【位置】膝盖骨下方两侧的凹陷中，内侧称内膝眼，外侧称外膝眼，又叫犊鼻。

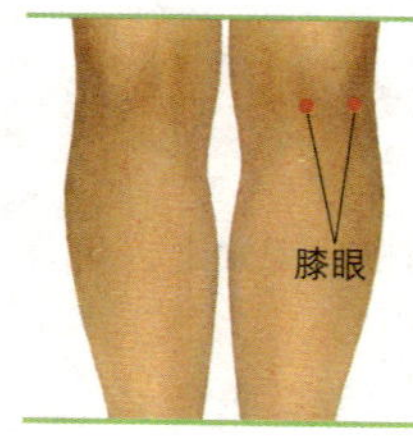

【按摩方法】给被按摩者膝关节下面垫上薄枕，按摩者用拇、食指点揉膝眼 1 分钟，以局部有酸胀感为佳。

【功效】膝眼穴属足阳明胃经穴位，经常按摩此穴可促进气血输送到胃脏中，从而协调胃脏功能。

massage.15

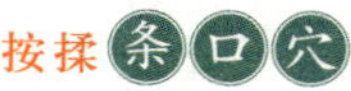

【位置】小腿外侧上，从膝关节前下方小骨突起到外踝连线的中点。

【按摩方法】按摩者用拇指或食指顺时针方向按揉条口穴 2 分钟，然后逆时针方向按揉 2 分钟，以局部感到酸胀为佳。

【功效】条口穴为足阳明胃经之腧穴，经常按摩此穴可疏调阳明胃之气血，舒筋、活络、止痛。

massage.16

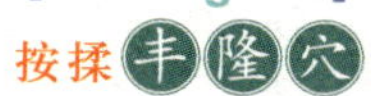

【位置】在小腿前外侧，当外踝尖上 8 寸，距胫骨前缘 2 横指。

【按摩方法】取坐位，用双手拇指指腹顺时针方向按揉同侧丰隆穴 2 分钟，以局部酸胀为度。

【功效】丰隆穴具有很好的治疗慢性胃肠病、调理胃脏的功能。经常按摩此穴可改善胃胀、呃逆、食欲不佳等多种胃部不适等症。

massage.17

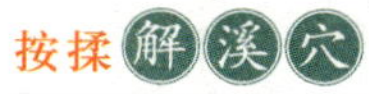

【位置】足背与小腿交界中点。

【按摩方法】取坐位，将小腿放于对侧大腿上，用拇指用力揉按解溪穴 20 ~ 30 次，两足交替进行，以酸胀感为度。

【功效】经常按摩此穴可清胃热，改善腹胀、便秘等疾患。

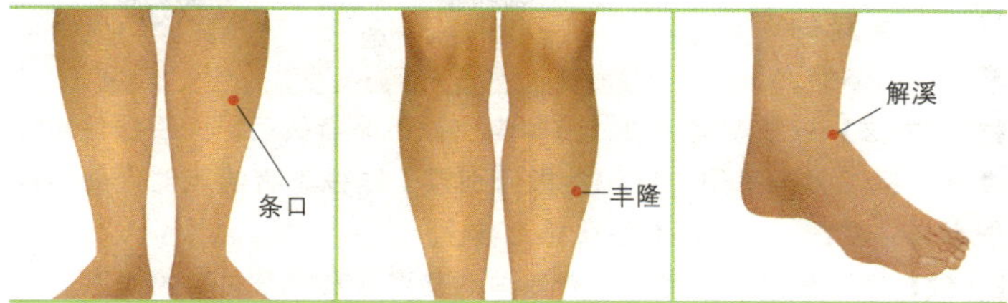

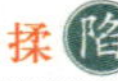

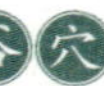

massage.18

按揉陷谷穴

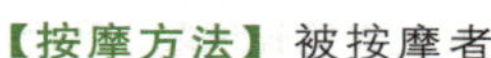

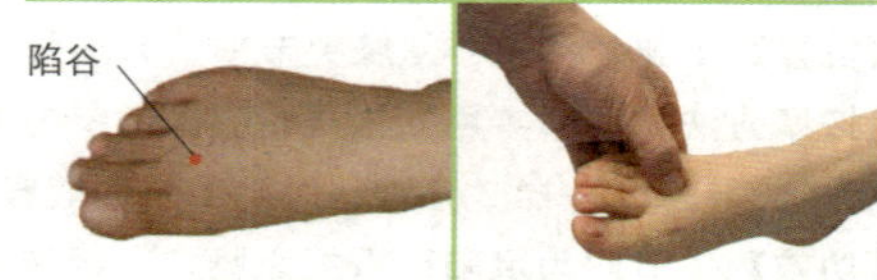

【位置】脚背，在第 2、3 脚趾根结合部后方凹陷处。

【按摩方法】被按摩者仰卧，按摩者用拇指或中指顺时针按揉陷谷穴约 2 分钟，然后逆时针按揉约 2 分钟，以局部有酸胀感为佳。

【功效】经常按摩此穴可改善肠鸣、腹痛等症。

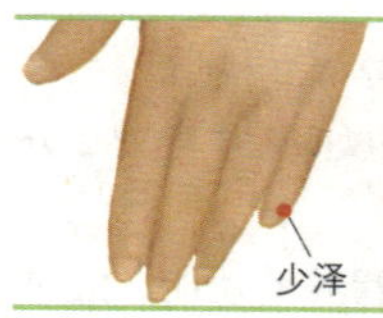

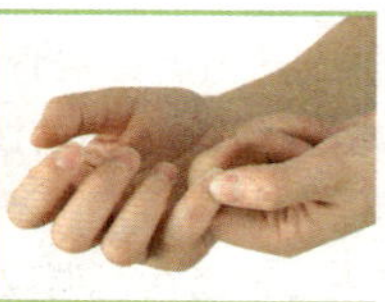

massage.19

掐按少泽穴

【位置】在小指外侧指甲角根部。

【按摩方法】用拇指指甲掐按少泽穴约 20 秒，然后松开 3 秒，反复操作 10 次即可。

【功效】少泽穴为小肠经的要穴，经常按摩可改善小肠功能，对改善便秘、腹泻、小腹疼痛、肠胀气等症具有很好的效果。

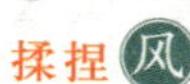
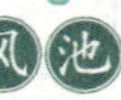
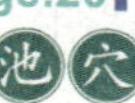

massage.20

揉捏风池穴

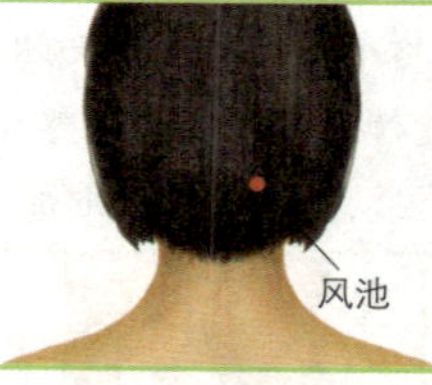

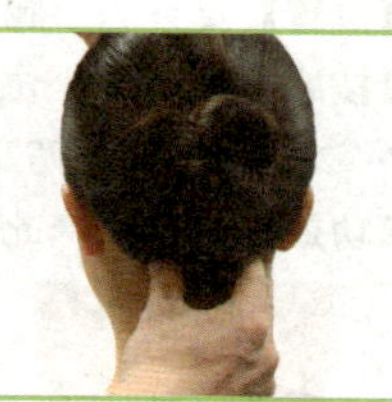

【位置】颈后两侧枕骨下方，发际的两边大筋外侧凹陷处。

【按摩方法】被按摩者坐位，按摩者在被按摩者头后，一手扶住被按摩者前额，另一手用拇指和食指分别置于被按摩者的风池穴处，揉捏半分钟左右，以局部有酸胀感为佳。

【功效】风池是治风之要穴，有双向调整胃酸及胃蛋白酶的作用。

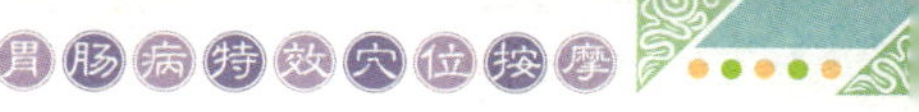

massage.21

按揉后溪穴

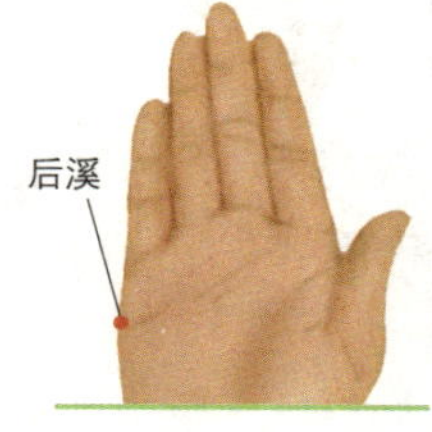

【位置】第 5 掌指关节后尺侧，赤白肉际处。

【按摩方法】用拇指甲按于患侧后溪穴上，力量由轻渐重，使酸麻肿胀的感觉向上扩散，一般持续 2 ～ 3 分钟。

【功效】此穴具有疏风清热的作用，经常按摩此穴可改善胃热及肠热所致的口苦、口臭、大便秘结、食欲不振等症。

massage.22

点揉阳谷穴

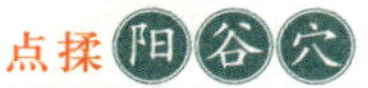

【位置】手腕外侧，小鱼际根部，腕关节突起的骨头和尺骨头突起间的凹陷处。

【按摩方法】按摩者用拇指点按阳谷穴半分钟，随即顺时针方向按揉约 1 分钟，然后逆时针方向按揉约 1 分钟。

【功效】经常按摩此穴可促进新陈代谢，协调脏腑功能，增强机体抗病力。

massage.23

按揉膈俞穴

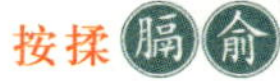

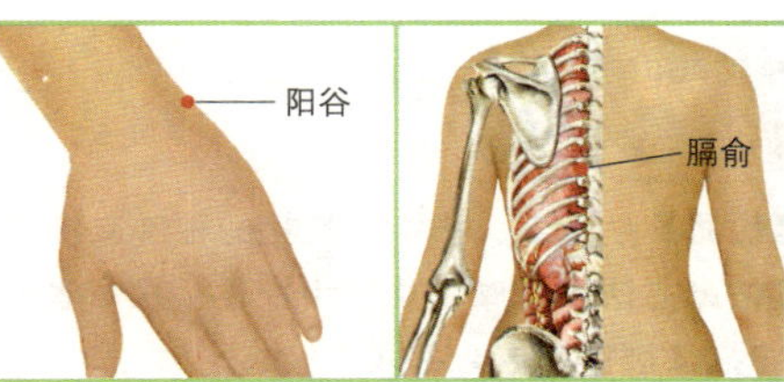

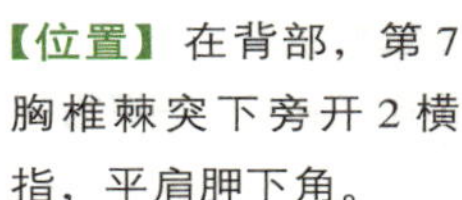

【位置】在背部，第 7 胸椎棘突下旁开 2 横指，平肩胛下角。

【按摩方法】被按摩者俯卧位，按摩者用两手拇指顺时针方向按揉双侧膈俞穴约 2 分钟，然后逆时针方向按揉约 2 分钟，以局部按压有酸胀感为宜。

【功效】膈俞是治疗胃肠系统疾病的重要穴位，经常按摩此穴可改善吐血、便血、胃痛、呃逆、呕吐、食欲不振、十二指肠溃疡等症。

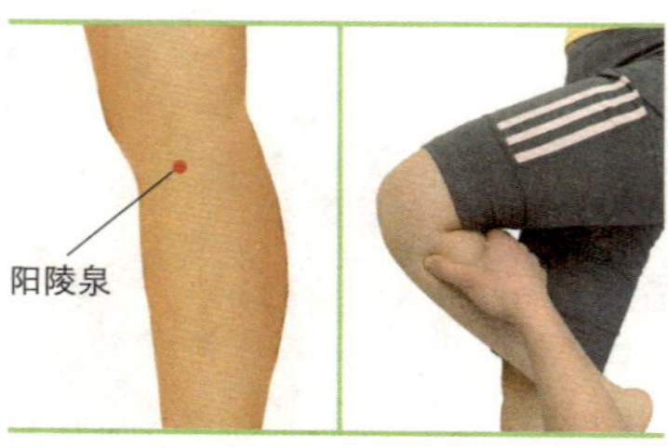

massage.24

按揉阳陵泉

【位置】膝盖斜下方，小腿外侧腓骨小头前下方凹陷中。

【按摩方法】被按摩者仰卧位或侧卧位，按摩者用大拇指顺时针方向按揉阳陵泉穴约 2 分钟，然后逆时针方向按揉约 2 分钟。

【功效】经常按摩此穴可改善消化不良、胃溃疡、呕吐等症。

massage.25

按揉筑宾穴

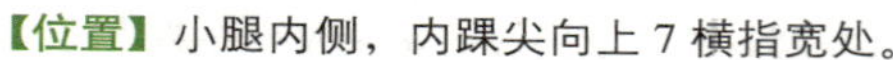

【位置】小腿内侧，内踝尖向上 7 横指宽处。

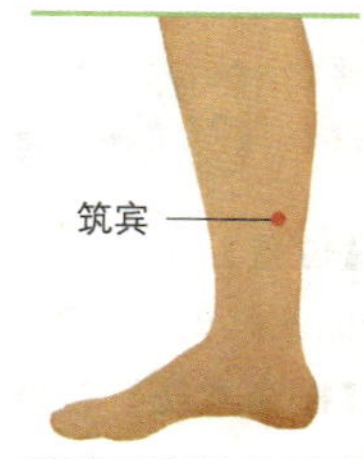

【按摩方法】按摩者用拇指顺时针方向按揉筑宾穴约 2 分钟，然后逆时针方向按揉约 2 分钟，以局部感到酸胀为佳。

【功效】经常按摩此穴可改善小腹痛、疝气痛、小腿内侧痛、反胃、呕吐等症。

massage.26

掐揉合谷穴

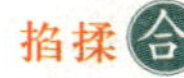

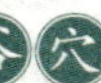

【位置】手背部，拇指与食指的根部交接处，肌肉最高点。

【按摩方法】按摩者用一手拖住被按摩者一手手掌，用另一手拇指指腹掐揉被按摩者合谷穴 30 次。

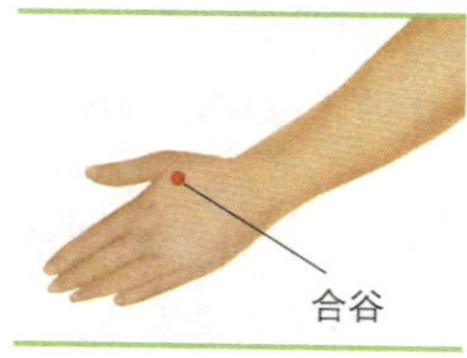

【功效】合谷穴是手阳明大肠经的原穴，大肠经与足阳明胃经相接，因此，合谷穴对胃肠道疾病有一定的辅助治疗作用。通过按摩合谷穴能调经气、和胃腑，以达到安和脏腑的作用。

massage.27

点揉阳溪穴

【位置】拇指向上翘起时，腕关节背侧横纹上两根紧张的肌腱之间凹陷处。

【按摩方法】按摩者一手托住被按摩者腕部，用另一手拇指点按阳溪穴半分钟，随即顺时针方向揉约 1 分钟，然后逆时针方向揉约 1 分钟。

【功效】阳溪为经火穴，有清热散风之功，经常按摩此穴可改善肠热所致的大便秘结。

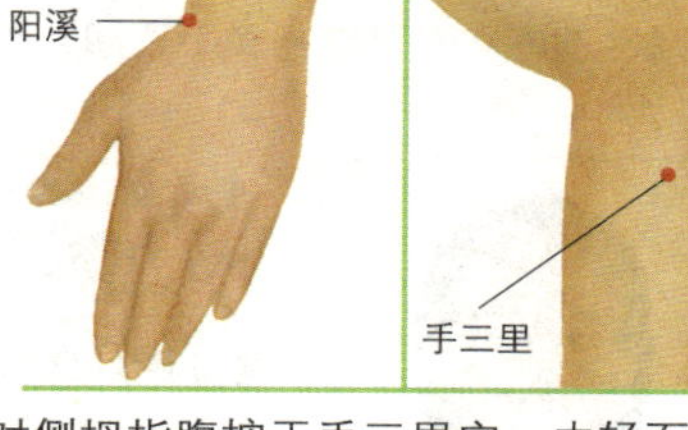

massage.28

按揉手三里

【位置】肘横纹外侧端，曲池下 2 寸。

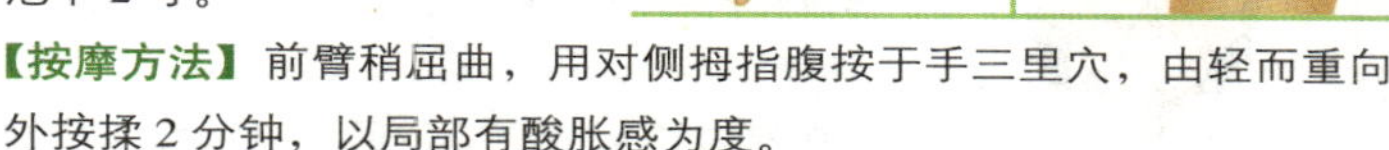

【按摩方法】前臂稍屈曲，用对侧拇指腹按于手三里穴，由轻而重向外按揉 2 分钟，以局部有酸胀感为度。

【功效】经常按摩此穴可改善胃下垂、溃疡病、急慢性肠炎、消化不良等症。

massage.29

按揉曲池穴

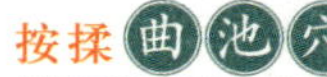

【位置】屈曲肘关节，在肘横纹的外侧头。

【按摩方法】按摩者左手托住被按摩者手臂，用右手拇指顺时针方向按揉曲池穴 2 分钟，然后逆时针方向按揉 2 分钟，左右手交替，以局部感到酸胀为佳。

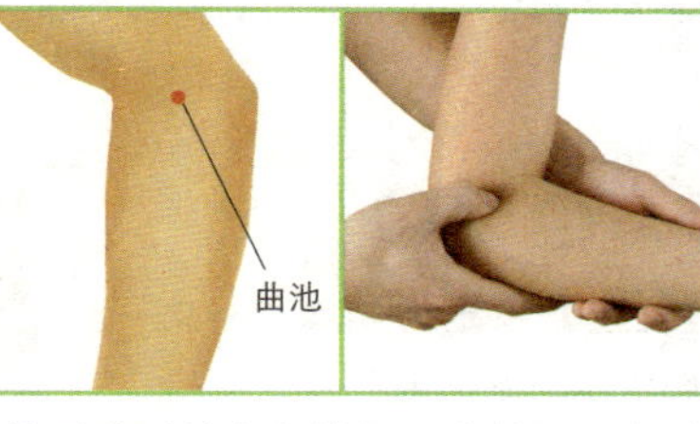

【功效】曲池穴具有清利胃肠湿热的作用，经常按摩此穴可改善腹痛、吐泻等胃肠病症。

massage.30

点按天鼎穴

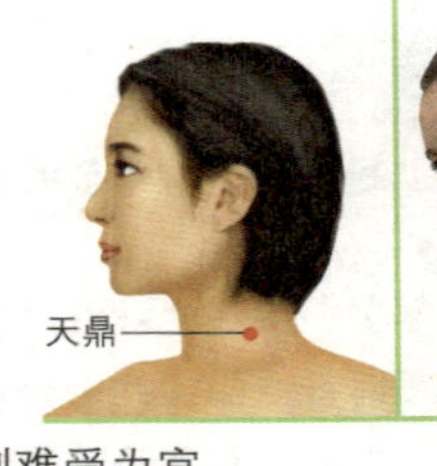

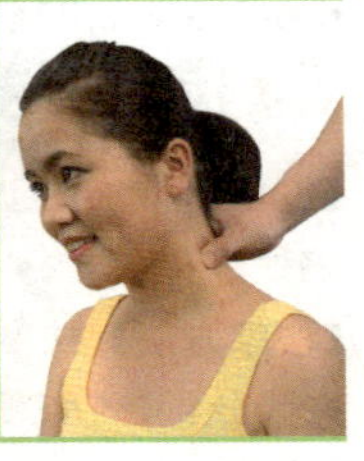

【位置】在侧颈部的喉结约 1 指宽下方，胸锁乳突肌后缘。

【按摩方法】被按摩者仰卧或坐位，按摩者双手中指或拇指点按两侧天鼎穴 1 分钟，以不感到难受为宜。

【功效】天鼎穴为大肠经的一个要穴，具有调和胃肠、降逆止呃的作用。经常按摩此穴可改善食不下咽、呃逆、消化不良等症。

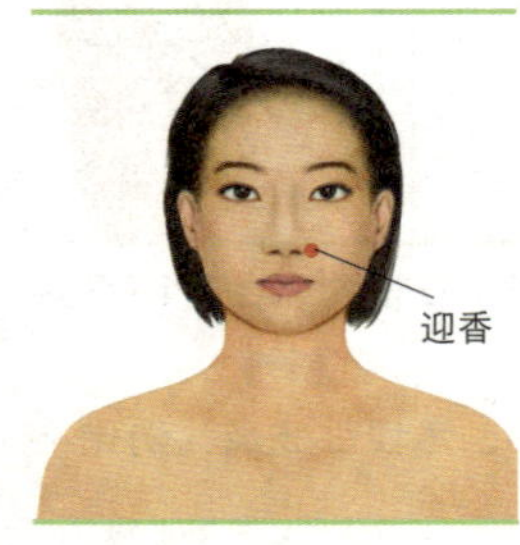

massage.31

按揉迎香穴

【位置】鼻翼外缘中点旁开 0.5 寸，当鼻唇沟中。

【按摩方法】取坐位，用食指指端点按迎香穴半分钟，然后顺时针方向按揉 2 分钟，以酸胀感为度。

【功效】迎香穴为大肠经的末穴，经常按摩此穴可增强大肠功能，促进大肠排便与排气，对改善肠胀痛、便秘具有很好的效果。

massage.32

按揉公孙穴

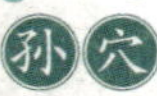

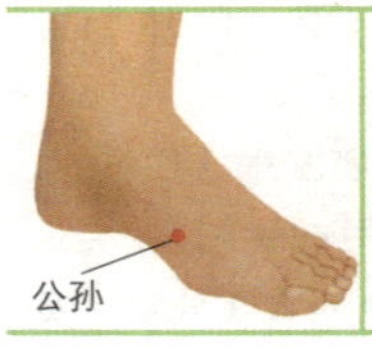

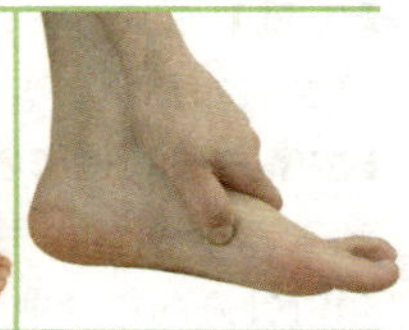

【位置】在足内侧缘，当第一跖骨基底部的前下方。

【按摩方法】取坐位，用拇指指端顺时针方向按揉公孙穴 2 分钟，再点按半分钟，以局部酸胀为度。

【功效】经常按摩此穴可改善急性胃炎、胃痉挛、急性肠炎、神经性呕吐、膈肌痉挛等症。

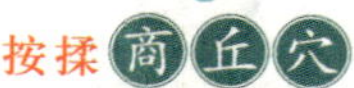

massage.33 按揉商丘穴

【位置】内踝前下缘凹陷中。

【按摩方法】取坐位，拇指按于商丘穴（其余四指附于足背），顺时针方向按揉约 2 分钟，以局部有酸胀感为度。

【功效】经常按摩此穴可改善腹痛、腹胀、腹泻等病症。

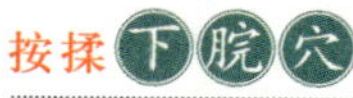

massage.34 按揉下脘穴

【位置】前正中线上，肚脐往上约 3 横指宽处取穴。

【按摩方法】被按摩者仰卧，按摩者用拇指或中指按压下脘穴约半分钟，然后顺时针按揉约 2 分钟，以局部感到酸胀为佳。

【功效】经常按摩此穴可改善腹胀、腹痛、腹泻、反酸、呕吐、便秘等症。

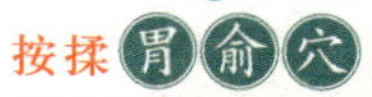

massage.35 按揉胃俞穴

【位置】背部，在第 12 胸椎棘突下旁开 2 横指宽处。

【按摩方法】被按摩者平躺，按摩者用拇指或中指按压胃俞穴约半分钟，然后顺时针按摩约 2 分钟，以局部感到酸胀为佳。

【功效】此穴具有健脾和胃、止呕的作用，经常按摩此穴可治疗一切消化系统疾病，如急性胃炎、慢性胃炎、胃下垂、胃松弛、腹胀、腹痛、恶心呕吐等症。

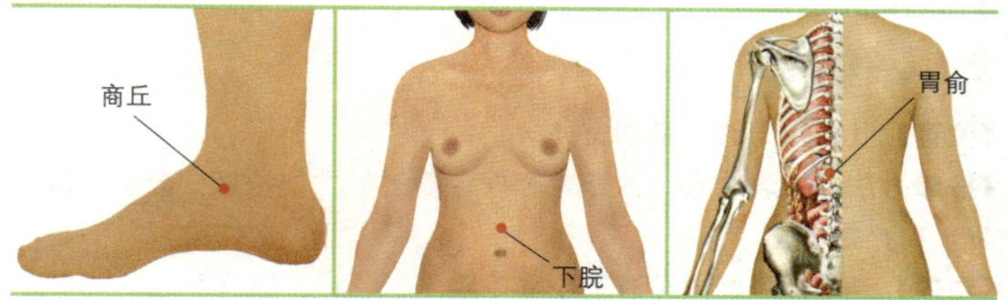

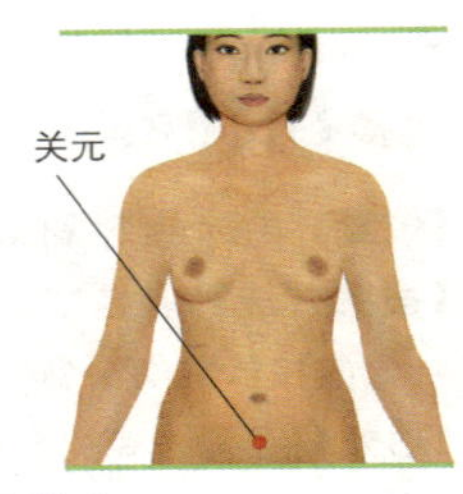

massage.36

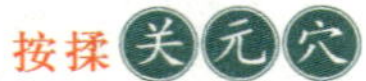

按揉关元穴

【位置】脐下 4 横指，腹正中线上取穴。

【按摩方法】取仰卧位或坐位，先用食指或中指顺时针方向按揉关元穴 2 分钟，再点按半分钟，以局部有酸胀感为宜。

【功效】经常按摩此穴可改善腹痛、腹泻、腹胀等症。

massage.37

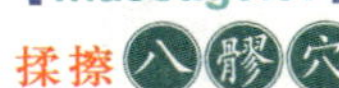

揉擦八髎穴

【位置】在骶椎上，分为上、次、中和下，左右共 8 个穴位，分别在第 1、2、3、4 骶后孔中，合称“八髎穴”。

【按摩方法】取坐位，用掌揉法或擦法自上而下揉擦至尾骨两旁约 2 分钟，使局部有酸胀感。

【功效】经常按摩此穴可改善便秘、小腹胀痛、痔疮等症。

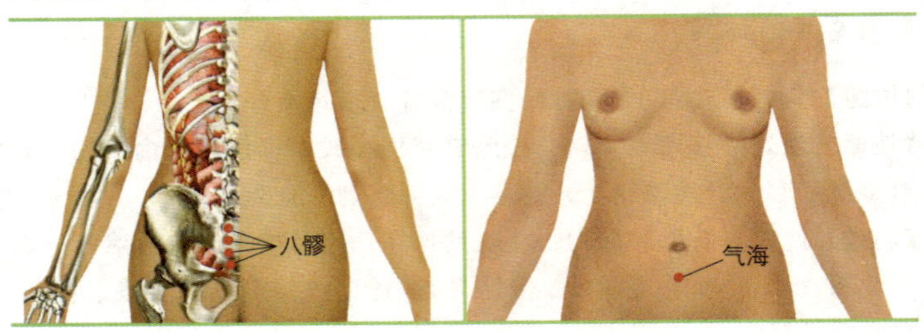

massage.38

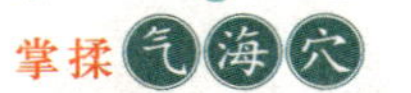

掌揉气海穴

【位置】肚脐直下约 2 横指宽处。

【按摩方法】双掌交叠，放于气海穴，顺时针方向按揉 2 分钟，揉至发热时疗效最佳。

【功效】经常按摩此穴可改善腹痛、腹胀、便秘、腹泻等症。

massage.39

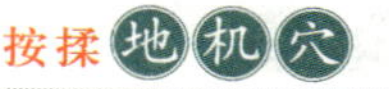

按揉地机穴

【位置】 在小腿内侧，当内踝尖与阴陵泉的连线上，阴陵泉下3寸。

【按摩方法】 将双手拇指指端分别按于同侧地机穴上，由轻到重，每穴按揉2分钟，然后用力按住穴位不动，持续半分钟。

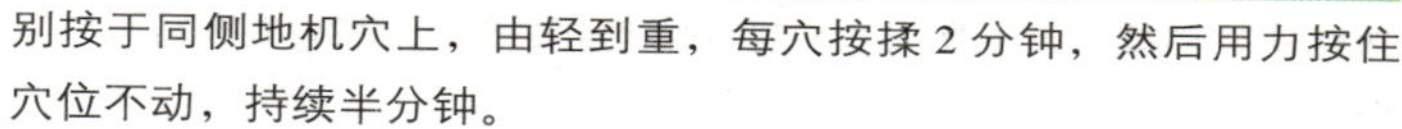

【功效】 经常按摩此穴可改善腹痛、腹胀、泄泻等症。

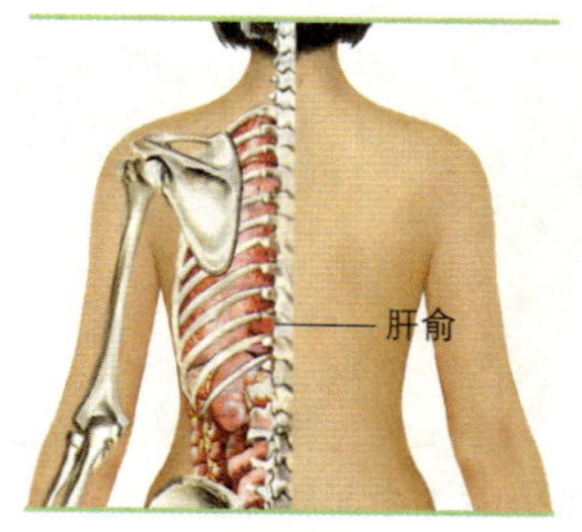

massage.40

按揉肝俞穴

【位置】 肩胛骨内侧，第9胸椎下旁开2横指。

【按摩方法】 取坐位，两手握拳，用中指的掌指关节突起部顺时针方向按揉肝俞穴2分钟，以局部产生酸胀感为度。

【功效】 经常按摩此穴可改善厌食油腻、恶心、呕吐、食欲不振等症。

massage.41

按揉五枢穴

【位置】 在侧腹部，髂前上棘前1小横指，约平脐下4横指处。

【按摩方法】 用食、中两指按于五枢穴，顺时针方向按揉2～3分钟，以感到酸胀为度。

【功效】 经常按摩此穴可改善急慢性肠炎、肠痉挛、习惯性便秘等症。

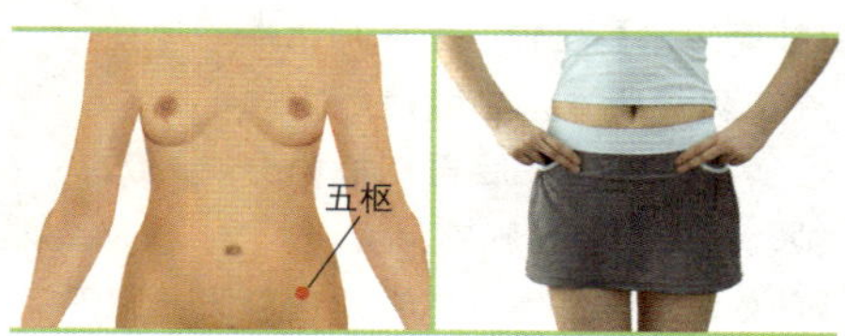

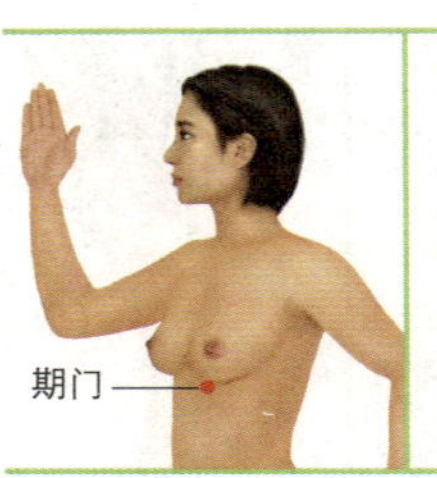

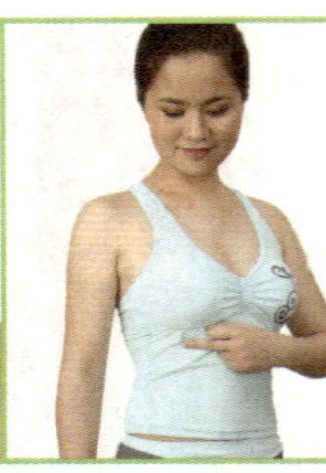

massage.42

按揉期门穴

【位置】在乳头直下，当第 6 肋间隙中（乳头平第 4 肋间隙，乳头下两个肋间隙即是）。

【按摩方法】取坐位或仰卧位，对侧中指螺纹面按于期门穴，顺时针方向按揉 2 分钟，力度宜适中，以局部有酸胀感和轻度温热感为度。

【功效】经常按摩此穴可改善腹痛、腹泻、恶心、呕吐等症。

massage.43

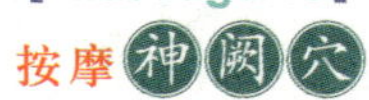

按摩神阙穴

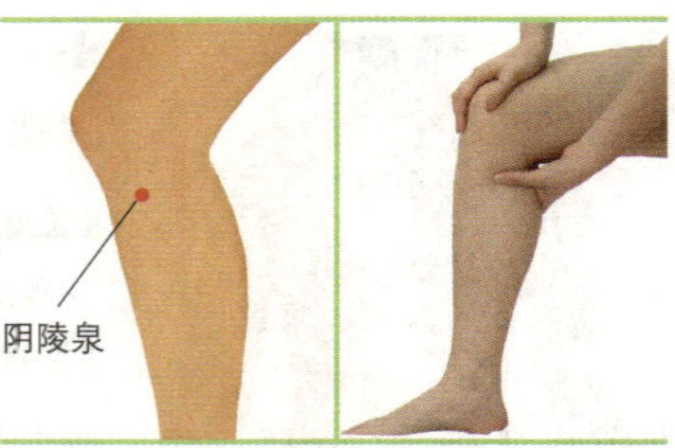

【位置】肚脐中央就是神阙穴。

【按摩方法】以右手掌心置于神阙穴上，以脐为中心，顺时针方向旋转按摩 2 ~ 3 分钟，手法宜轻柔而缓慢，以腹部有热感为度，在饭后 1 小时按摩为佳。

【功效】经常按摩此穴可改善腹痛、腹泻或便秘等症。

massage.44

按揉阴陵泉

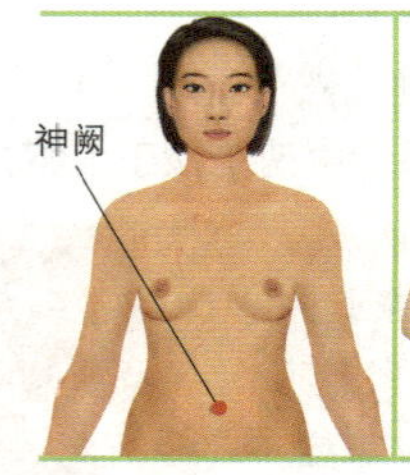

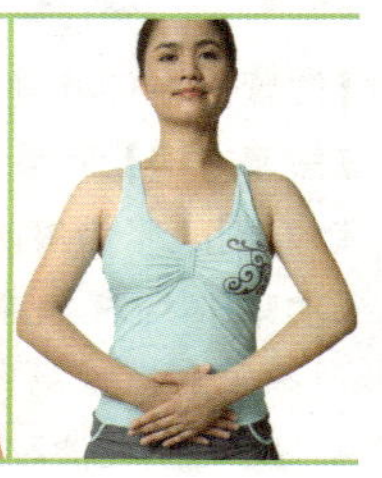

【位置】膝盖内下侧，胫骨内侧突起的下缘凹陷中。

【按摩方法】坐位，以拇指指端放在阴陵泉穴，先顺时针方向按揉 2 分钟，按后再点按半分钟，以局部有酸胀感为度。

【功效】经常按摩此穴可改善腹胀、腹泻等症。

massage.45

按揉中脘穴

【位置】胸骨下端和肚脐连接线中点处。

【按摩方法】取坐位或仰卧位，用食指或中指向下按压中脘穴半分钟，然后顺时针方向按揉约 2 分钟，以局部有酸胀感为佳。

【功效】经常按摩此穴可改善消化系统疾病，如便秘、腹胀、腹泻、腹痛、肠鸣、吞酸、呕吐等症。

massage.46

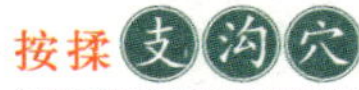

按揉支沟穴

【位置】手背腕横纹正中上约4指横宽处，在前臂两骨头之间的凹陷中。

【按摩方法】一手拇指按在另一手的支沟穴，顺时针方向按揉约 2 分钟，以局部有酸胀感为佳。

【功效】经常按摩此穴可改善习惯性便秘、呕吐等症。

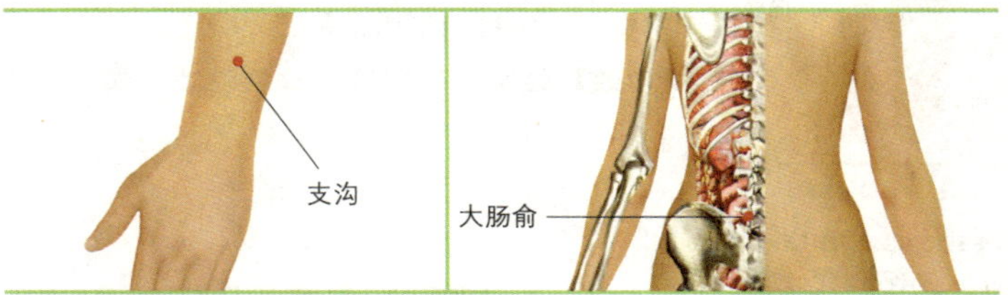

massage.47

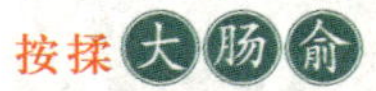

按揉大肠俞

【位置】腰部，离第 4 腰椎下两侧各约 2 横指宽处。

【按摩方法】取坐位或立位，两手叉腰，用中指指腹部用力揉按两侧大肠俞约 2 分钟；或握拳，用食指的掌指关节凸起部点按穴位 1 分钟。以局部有酸胀感为佳。

【功效】经常按摩此穴可改善便秘、腹痛、腹胀、腹泻、腹鸣等症。

massage.48

按揉内关穴

【位置】手臂的内侧中间，腕关节横纹上约 3 横指宽处。

【按摩方法】前臂半屈，用一手的拇指指尖按于另一手的内关
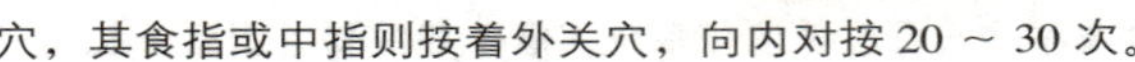
穴，其食指或中指则按着外关穴，向内对按 20 ～ 30 次。

【功效】此穴具有理气止疼、和胃降逆的作用，经常按摩此穴可改善胃痛、胃肠神经症、呃逆、呕吐等症。

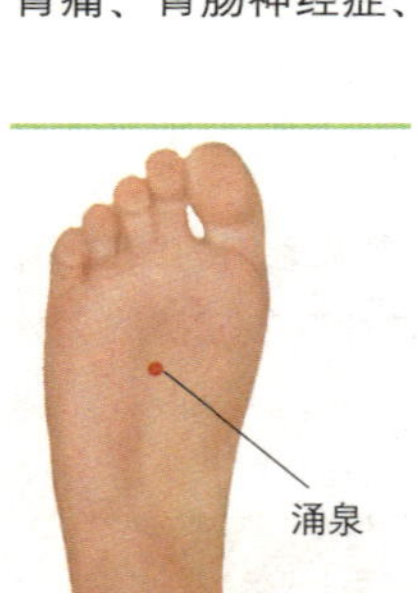

massage.49

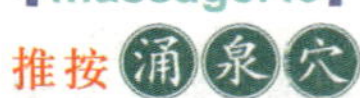

推按涌泉穴

【位置】足底心，前 1/3 与后 2/3 交界凹陷处。

【按摩方法】用左手小鱼际肌部推按右足涌泉穴，交替进行。用力宜重，手贴足心皮肤，频率宜快，推按的距离稍长。

【功效】经常按摩此穴可改善呕吐、腹泻、恶心烦热等症。

massage.50

按揉秩边穴

【位置】平第 4 骶后孔，骶正中嵴旁开 4 横指处。

【按摩方法】取立位，双手掌根分别按于两侧秩边穴，向外按揉 2 ～ 3 分钟，以局部有温热感或酸胀感为度。

【功效】经常按摩此穴可改善便秘、痔疮、小腹疼痛等症。

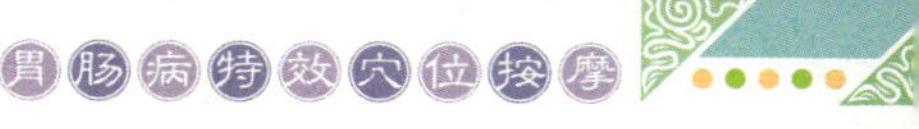

massage.51

点按承山穴

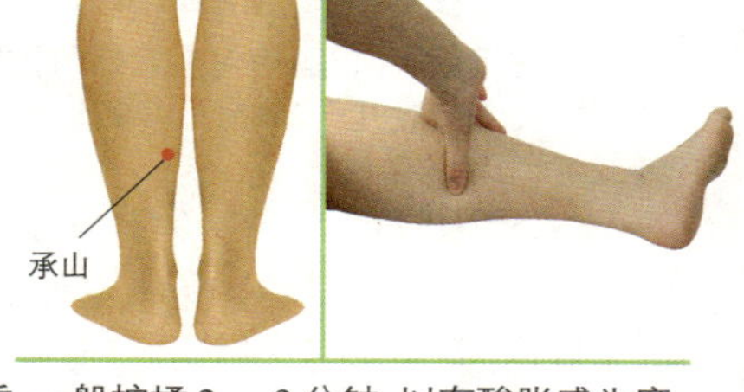

【位置】在腓肠肌两侧肌腹下方，当伸直小腿时，在肌腹出现的人字纹正中。

【按摩方法】取坐位，拇指按于患侧承山穴，力量逐渐加重，一般按揉 2 ～ 3 分钟，以有酸胀感为度。

【功效】经常按摩此穴可改善痔疮、脱肛、便秘等症。

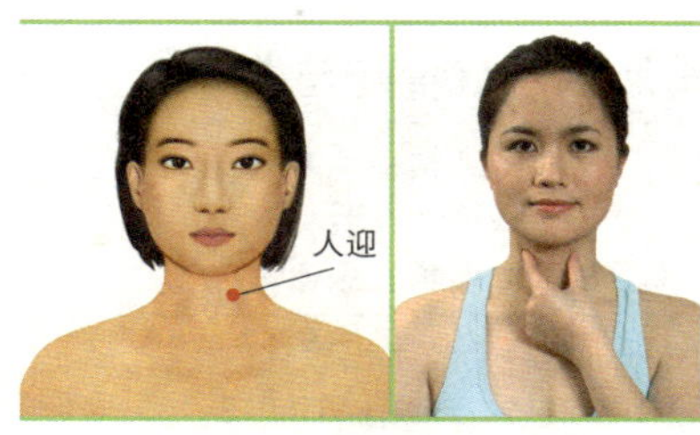

massage.52

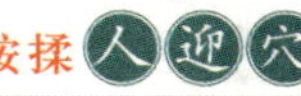

按揉人迎穴

【位置】喉结旁开约 2 横指。

【按摩方法】取端坐位，用拇、食二指分别按揉颈两侧的人迎穴 2 分钟，手法宜轻柔，以局部有酸胀感为度。

【功效】经常按摩此穴可改善胃神经官能症、饮食难下、胃痉挛疼痛等症。

massage.53

按揉日月穴

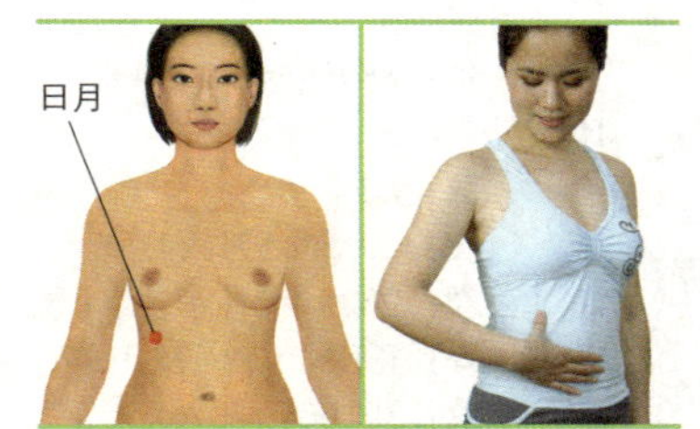

【位置】当乳头直下，第 7 肋间隙。

【按摩方法】取坐位或仰卧位，拇指螺纹面按于日月穴，其余 4 指放在肋骨上，顺时针方向按揉 2 分钟，手法用力宜适中，以局部有酸胀感和轻度温热感为度。

【功效】经常按摩此穴可改善胃、十二指肠溃疡、呕吐、吞酸、呃逆、黄疸、胃痛、腹胀等症。

图书在版编目(CIP)数据

一用就灵 胃肠病对症食疗与按摩/孙呈祥编著.—太原：山西科学技术出版社，2015.5（2025.2重印）

(国医养生堂)

ISBN 978-7-5377-5073-8

Ⅰ.①一… Ⅱ.①孙… Ⅲ.①胃肠病－食物疗法②胃肠病－按摩疗法（中医） Ⅳ.①R24

中国版本图书馆CIP数据核字（2015）第071127号

国医养生堂 一用就灵 胃肠病对症食疗与按摩

出 版 人：阎文凯　　文图编辑：冷寒风
编　　著：孙呈祥　　装帧设计：阮剑锋
责任编辑：薄九深　　美术编辑：王道琴

出版发行：山西出版传媒集团·山西科学技术出版社
地址：太原市建设南路21号　邮编：030012
编辑部电话：0351－4922072
发行电话：0351－4922121
经　　销：各地新华书店
印　　刷：文畅阁印刷有限公司

开　　本：889毫米×1194毫米　1/32
印　　张：3
字　　数：80千字
版　　次：2015年5月第1版
印　　次：2025年2月第2次印刷
书　　号：ISBN 978-7-5377-5073-8
定　　价：12.00元